Dr. med. Klaus - Ulrich Hoffmann

Rheuma
heilt
man anders

Vier Flamingos   Rheine

Copyright 1995 by   4 Flamingos Verlag
Münsterstraße 86, 48431 Rheine

Auflage: 8. Auflage 2015

Rechte: Alle Rechte, einschließlich der Übersetzung in Fremdsprachen, vorbehalten. Kein Teil des Werkes darf in irgendeiner Form (Druck, Fotokopie, Mikro film oder einem anderen Verfahren) ohne schriftliche Genehmigung des Verlages reproduziert oder unter Verwendung elektronischer Systeme verarbeitet, vervielfältigt oder verbreitet werden.

Umschlaggestaltung   Burkhard Sievers
Layout, Satz: 4 Flamingos, Rheine
Druck: CPI books GmbH, 25917 Leck

ISBN 978-3-928306-01-0

Widmung

Dieses Buch ist
Frau Waltraut Homann
aus Dissen gewidmet.

INHALTSVERZEICHNIS

VORWORT

Dieses Buch enthält eine Fülle wenig bekannter Erkenntnisse und es konnte daher auch nur deswegen entstehen, weil Betroffene über mehr als ein Jahrzehnt mit ihren Erfolgen und Misserfolgen, Irrwegen, Besserungen und Heilungen zu den Erfahrungen dieses Buches beigetragen haben. Ohne die Mithilfe dieser Kranken und ihrer Bereitschaft, neue Wege zu gehen und mancherlei scheinbare Entsagungen und Unbequemlichkeiten auf sich zu nehmen, und nicht selten dabei noch dem Spott der Umwelt- und ich muss es leider sagen- auch vieler Ärzte ausgesetzt zu sein, hätte dieses Buch nie entstehen können.

Viele Patienten haben durch ihre akribischen Beobachtungen und eigene Erfahrungen nicht unwesentlich zu diesem Buch beigetragen. Ohne sie hier alle namentlich erwähnen zu können, möchte ich ihnen für ihre Hilfe danken. Fallbeispiele und Patientengeschichten werden die schwierigen Wege Betroffener und mancherlei therapeutische Irrwege der Medizin erkennbar machen. Sie werden aber auch Wege aus dem Labyrinth aus psychischer und körperlicher Pein aufzeigen.

Bei aller kritischen Einstellung zu zahlreichen Behandlungsformen der Rheumatologie, die in meinen Augen häufig nicht den Begriff einer Fachdisziplin verdient, weil sie nicht fachgemäß behandelt, soll dieses Buch keine Herabsetzung anders arbeitender und denkender Kollegen sein. Auch soll nicht verkannt werden, dass Rheumaschmerzmittel immer dann notwendig sind, wenn die Pein der Kranken gelindert werden muss. Gleichwohl wären fast all diese Medikamente nicht notwendig, wenn „Fach"-Ärzte diese Krankheiten bei ihren Erstmanifestationen mit mehr Fachkompetenz ursachengemäß behandeln würden. Und wenn sie sich mangels eigener wissenschaftlicher Qualifikation insbesondere dem Einfluss der Ernährungsfaktoren und deren sinnvoller Behandlung mit dem Argument „wissenschaftlich nicht nachgewiesen" nicht verschließen würden.

Es ist keine Schande, unwissend geboren zu sein. Ist man allerdings nicht bereit, sein Wissen zu vervollkommnen oder so engstirnig, dass man der Ansicht ist, man müsse nichts Weiteres mehr dazulernen, so ist das etwas ganz anderes. Ich habe Hochachtung vor allen Kollegen, die therapeutisch eigene Wege gehen, um ihren Kranken zu helfen, sofern sie nicht andere Denkweisen der Lächerlichkeit preisgeben.

Ich hoffe mit den Ausführungen in diesem Buch nicht nur Betroffenen Hinweise zur Linderung oder Heilung ihrer Krankheit geben zu können, sondern auch interessierte Therapeuten mit anderen Strategien in der Behandlung von Rheumaerkrankungen bekannt zu machen.

Rheine, im März 1995

Klaus W. Hoffmann

KAPITEL 1

Nur die Sache ist verloren,
die man aufgibt.

MEINE EIGENE
KRANKENGESCHICHTE

Ich war ca. 21 Jahre alt, als ich das erste Mal mit den Symptomen meiner Krankheit konfrontiert wurde. Unverhofft traten bei mir starke ischiasartige Schmerzen auf, die vom Gesäß ins linke Bein ausstrahlten. Als ich in der Stadt einen Einkaufsbummel machte, musste ich mich im emsigen Gedränge der Frankfurter Zeil am Rande des Fußgängerstromes halten, da die heftigen, blitzartig ins Bein einstrahlenden Schmerzen ein rasches Gehen unmöglich machten.

AUF UND AB DER SCHMERZEN

Obwohl ich mich gerade eben noch wie ein humpelnder Großvater bewegen konnte, machte ich mir zu diesem Zeitpunkt noch keine besonderen Gedanken um diese Erscheinungen. Nach einigen Tagen wurde ich wieder beschwerdefrei und die Schmerzen ebbten ab, um aber bereits nach zwei bis drei Monaten in heftigerer Form wieder aufzutreten.

Es fiel mir schwer, meinem Medizinstudium nachzugehen, denn die Hörsäle der einzelnen Fakultäten lagen recht weit auseinander. Ich erinnere mich nicht mehr genau, wann sich die tiefen, dumpfen Lendenschmerzen zu meinen Beschwerden gesellten, die mich besonders in den frühen Morgenstunden peinigten. An Schlaf war dann nicht mehr zu denken. Ich war froh, wenn ich morgens aufstehen konnte, weil die dumpfen Schmerzen und die Steifigkeit im Kreuz durch Bewegung allmählich verschwanden. Aus meinen Lehrbüchern hatte ich die Information, dass diese Symptome zu einem Krankheitsbild passten, das man Bechterewsche Krankheit nennt.

TYPISCHE SYMPTOME DER BECHTEREWSCHEN
KRANKHEIT

Außerdem erfüllte ich einige weitere Voraussetzungen für diese Krankheit: Ich war jung, schlank und männlichen Geschlechts. Denn überwiegend befällt diese Krankheit Männer in jungen Jahren, die einen asthenischen (= schwächlichen) Körperbau haben. Jedenfalls erkranken Männer vier- bis fünfmal häufiger als Frauen an dieser Krankheit, die Männer im Alter von etwa zwanzig bis dreißig Jahre wesentlich öfter, als in einem höherem Lebensalter.

LAHMHEIT IN DEN BEINEN

Einige Tage hatte ich so seltsame Symptome, dass ich nachdenklich wurde, obwohl ich die Krankheit bis dahin weitgehend ignoriert hatte. Als ich morgens aufwachte, konnte ich meine Beine kaum noch bewegen, musste sie mit beiden Armen fassen und mühsam aus dem Bett heben. Erst nach geraumer Zeit kam die Beweglichkeit zurück, so dass ich dann mühsam beginnen konnte zu laufen.

KEINE DIAGNOSE IN DER UNIKLINIK

Ich stellte mich dann an der Medizinischen Poliklinik der Universitätsklinik in Frankfurt vor, wo ich studierte und schilderte, dass ich glaubte, an Bechterew erkrankt zu sein. Schließlich hatte ich in den Lehrbüchern alles genau nachgelesen.

Die Laboruntersuchungen zeigten eine erhöhte Blutsenkung, das Röntgenbild einen deformierten Wirbelkörper, auf den man dann meine Beschwerden auch zurückführte. An Bechterew glaubte man nicht. Als ich im folgenden Jahr Orthopädievorlesungen belegte, hatten die Beschwerden eher zugenommen und ich stellte mich nochmals in der orthopädischen Poliklinik vor. Wieder dieselben Befunde, an einen Bechterew glaubte der Professor nicht. Ich fand zwar, dass alle Symptome wie im Lehrbuch beschrieben vorhanden waren, aber die Fachärzte mussten es ja wissen.

PSORIASIS UND RHEUMA - GEHÄUFT BEI FAMILIENANGEHÖRIGEN

Dass mein Vater an Schuppenflechte erkrankt war, stellte eigentlich ein weiteres Indiz für eine familiäre Veranlagung für Rheuma dar, denn Schuppenflechte und rheumatische Erkrankungen kommen in einer Familie und gar nicht selten sogar zusammen bei demselben Patienten vor.

Zwischendurch konsultierte ich nochmals einen niedergelassenen Orthopäden. Auch er führte meine Beschwerden auf meinen deformierten Wirbelkörper zurück.

Mittlerweile hatte ich mein Studium mit Erfolg abgeschlossen und war Arzt geworden. Als ich meine erste Stelle in der Chirurgie antrat, erzählte ich von meiner erhöhten Blutsenkung. „Manche Leute würden mit einer viel höheren Blutsenkung arbeiten", erklärte mir der Oberarzt.

OHNE MEDIKAMENTE GING ES NICHT MEHR

Ich glaubte weiterhin an „meinen" Bechterew. Weil es ohne Medikamente nicht mehr ging, schluckte ich regelmäßig ein Rheumamedikament mit dem Namen *Voltaren*, das mir gut half. Zumindest solange ich es nahm. Dann waren meine Schmerzen fast weg, ich konnte nachts durchschlafen. Vergaß ich es einmal, hatte ich dieselben Schmerzen wie eh und je.

DIE DIAGNOSE WIRD GESTELLT

Mittlerweile hatte ich an drei Kliniken für Innere Medizin gearbeitet. Als ich dann Stationsarzt einer Abteilung für Krebskranke wurde, ließ ich im Nachtdienst nochmals meine Wirbelsäule röntgen. Als ich mit dem Chefarzt der Abteilung das Bild beurteilte, sah man deutliche Zeichen der Bechterewschen Erkrankung.

Warum schreibe ich das? Weil ich im Laufe der Jahre oft auch bei anderen Patienten gesehen habe, dass die richtige Diagnose erst nach einer jahrelangen Krankheitsgeschichte gestellt wurde. Und nicht immer waren es Hausärzte oder Orthopäden, die eine Krankheit nicht erkannten, auch Patienten von Universitätskliniken und Rheumafachkliniken wurden häufig ähnlich falsch diagnostiziert.

RHEUMASCHÜBE TRETEN AUF

Auch ich lebte jahrelang mit meinem Rheuma. Mit Medikamenten konnte ich es gut aushalten. Dann allerdings - im Rahmen einer beruflichen Neuorientierung, die mit Veränderungen des Wohnortes, Trennung von Freunden und Verwandten sowie finanziellen Belastungen verbunden war - erlebte ich einen Rheumaschub, der mich kurzfristig zum Invaliden machte. Ich bekam eine schwere Augenentzündung (Iridocyclitis), die mich Umrisse nur noch schemenhaft erkennen ließ. Ausgeprägte Herzrhythmusstörungen traten auf, offensichtlich durch eine rheumatische Entzündung des Herzens bedingt. Die Kniegelenke waren stark geschwollen, auch die Handgelenke mit entzündet. Stechende Schmerzen

13

schossen von der Hüfte ins Bein. Jede Bewegung war eine Tortur. Es dauerte Minuten, um aus einem Auto ein- oder auszusteigen.

DIE CORTISONBEHANDLUNG BEGINNT

Wiederum wurde ich Patient in einer Universitätsklinik, diesmal mit dem Vollbild einer rheumatischen Erkrankung im akuten Schub. Ich erhielt hohe Cortisondosen, die in allmählich absteigenden Mengen verabreicht wurden, auch das Auge wurde mit Cortison gespritzt. Meine Rheumabeschwerden besserten sich etwas, jedoch das Cortison musste beibehalten werden. Als ich die Professoren fragte, wie es weitergehen solle, sagte man mir: „Sie werden das Cortison eine Zeit lang weiternehmen müssen." Eine Zeit lang bedeutet – das weiß ich heute - oft jahrelang.

Als Arzt wusste ich natürlich, welche Vielzahl von beachtlichen Nebenwirkungen gerade bei der Langzeittherapie mit Cortison auftreten können. Ich hatte bereits ein leicht aufgedunsenes Gesicht. Ich wusste aber auch, wie unbarmherzig der Krankheitsverlauf ohne Medikamente sein kann. Das eine war genauso schlecht wie das andere. Meine berufliche Existenz war gefährdet.

Ich litt unter schweren Depressionen, die bis zur Selbstmordneigung gingen. Meine psychische Verfassung war allmählich sogar schwerer zu ertragen als die körperlichen Beschwerden.

THERAPEUTISCHE NEUORIENTIERUNG

In dieser desolaten Situation suchte ich nach einem Ausweg. Ich begann alles zu versuchen, was mir hilfreich erschien, ohne mir zusätzlich zu schaden. Ich setzte an meine schmerzhaften Gelenke Akupunkturnadeln, spritzte mir täglich eine Reihe homöopathischer Präparate sowie Ozon und Thymuspräparate - und war total frustriert! Nach fünf Wochen Behandlungszeit hatte sich mit Ausnahme meiner Psyche noch keinerlei Besserung meiner Beschwerden eingestellt. Psychisch begann ich mich nicht mehr so depressiv zu fühlen und meine Stimmung hellte deutlich auf.

EIN „WUNDER" GESCHIEHT

Dann auf einmal, von einem Tag auf den anderen, begannen auch meine Schmerzen nachzulassen. Das Wunder geschah: Nach weiteren fünf Wochen war ich ohne alle chemischen Medikamente beschwerdefrei! Die Gelenke waren abgeschwollen, die Schmerzen vollständig verschwunden, die Herzrhythmusstörungen traten nicht mehr auf – ein Zustand, der im wesentlichen bis heute anhält.

RÜCKFALL DURCH ERNÄHRUNGSFEHLER

Allerdings hatte ich mehrmals kurze Rückfälle, die durch bestimmte Ernährungsfehler und eine schwere Darmgrippe bedingt waren. Und einmal, ich war erst wenige Wochen beschwerdefrei, konnte ich mich kaum mehr bewegen, nachdem ich auf dem Jahrmarkt zwei oder drei Bratwürste verzehrt hatte. Am nächsten Tag wachte ich mit erneuten Beschwerden auf, die nach Verzicht auf weiteren Genuss von Schweinefleisch wieder voll abklangen. Ein anderes Mal traten im Urlaub erneut Beschwerden nach dem Verzehr gezuckerter Salate und später nochmals nach dem Genuss verschiedener Obstsorten auf.

SCHNELLE BESSERUNG DURCH FASTEN

Da ich zu dieser Zeit im Ausland war und über keinerlei Medikamente verfügte, legte ich ein mehrtägiges Fasten ein und war bereits nach wenigen Tagen wieder voll beschwerdefrei. Eine so schnelle Besserung massiver Rheumabeschwerden durch das Fasten ist meist nur bei beginnenden Beschwerden oder im Schub aus völliger Beschwerdefreiheit heraus zu erwarten. Wie in einem späteren Kapitel dargelegt wird, ist das Fasten aber für die meisten Rheumaerkrankten ein schneller Weg zur Linderung ihrer Beschwerden.

HILFE FÜR MEINE PATIENTEN

Nachdem ich gesehen hatte, dass ich selbst von einem schweren Rheumaleiden vollkommen genesen konnte, habe ich ähnliche Behandlungsformen auch bei meinen Patienten eingesetzt.

Als es sich herumgesprochen hatte, dass ich gute Erfahrungen in der naturheilkundlichen Behandlung von Rheumaerkrankungen habe, wurde ich im Laufe der Jahre zu einer Vielzahl von Vorträgen eingeladen.

Aus den Erfahrungen mit meinen Patienten heraus ist das vorliegende Buch entstanden, von dem ich hoffe, dass es für viele ein Leitfaden zur Linderung ihrer Beschwerden und für Ärzte ein Ansporn zur Beschäftigung mit der naturheilkundlichen Behandlung dieser Erkrankungen sein möge.

Kapitel 2

Die meisten Menschen erflehen Hilfe von
den Göttern, - dass sie sich selbst helfen
können, erkennen sie nicht.

Vom Gelingen oder Misslingen der Rheumatherapie

Egal ob wir uns bei leichten rheumatischen Beschwerden selbst behandeln oder in schwierigeren Fällen einen Arzt in Anspruch nehmen: Nur der kann Erfolg haben, der seinen Weg beständig weitergeht.

Wie oft habe ich erlebt, dass Menschen, die nur wenige Straßen von meiner Praxis entfernt wohnten, nicht zu mir kamen, weil sie sich scheuten ihr Leben zu ändern. Sie hatten gehört, dass man unter meiner Behandlung dies und jenes nicht essen durfte und waren nicht bereit, einige ihrer Laster und Gewohnheiten aufzugeben .

Alle wollen gesund werden – aber nur allzu wenige sind auch bereit, dafür etwas zu tun. Andere Menschen, die an Rheuma erkrankten, sind zum Teil Hunderte Kilometer gefahren, weil sie hörten, dass ich strenge Diäten bei Rheuma durchführe. Sie versprachen sich etwas davon, ihrem Körper Hilfestellung zu geben und scheuten nicht davor zurück, Entsagungen auf sich zu nehmen.

Manche Entsagungen sind nur scheinbar

Oft sind diese Entsagungen aber in Wirklichkeit nur scheinbar, denn einem solchen Verlust steht ja in Wirklichkeit ein viel größerer Gewinn an Gesundheit und Lebensfreude gegenüber. Und nicht nur das: Über die Änderung seines Verhaltens wird man auch seine geistige Einstellung ändern. Man gelangt zu neuen Erkenntnissen und ändert nicht nur die Einstellung der Krankheit gegenüber, sondern zum Leben generell. Man wird bewusster, geht Probleme direkt und zielstrebiger an.

DURCHSETZUNGSKRAFT STÄRKEN

Und was für den Rheumatiker ebenso wichtig ist: Er schult seine Durchsetzungskraft im Umgang mit seiner Umgebung. Der Rheumakranke neigt häufig dazu, es allen recht machen zu wollen. Nicht, dass es verkehrt wäre, anderen gegenüber hilfreich und liebenswürdig sein zu wollen, so lange das nicht in Selbstaufgabe oder Selbsterniedrigung gipfelt. Denn das sind Verhaltensweisen, zu denen Rheumatiker tendieren.

MISSACHTUNG VON SCHMERZEN - DER RHEUMATIKER AM ARBEITSPLATZ

Im Arbeitsleben sind Rheumakranke keine Drückeberger. Wie oft habe ich es erlebt, dass sie unter Missachtung ihrer Schmerzen - ja oft zu ihrem eigenen Schaden - die Zähne zusammenbissen und sich zur Arbeit schleppten, weil sie glaubten, durch ihre Krankheit den Kollegen und dem Arbeitgeber zur Last zu fallen. Wo andere geschwätzig ihre Beschwerden darstellen um eine Krankmeldung zu erlangen, untertreibt der Rheumakranke in der Darstellung seiner Beschwerden eher.

BLOCKADE DER GENESUNG

Das alles ist schön und gut! Natürlich wird jeder Mensch, der seine soziale Verantwortung ernst nimmt, sich gegenüber Mitabeitern und Vorgesetzten kollegial und loyal verhalten. Aber eine solche Einstellung, eine Tätigkeit trotz körperlicher Beschwerden durch Deformierungen und Entzündungen in den Gelenken behindert oft eine Genesung in angemessener Zeit. Erst dadurch wird der Rheumakranke an seinem Arbeitsplatz zu einem langfristigen Problem. Er erkennt nicht, dass wirklich bei schweren Schmerz- und Entzündungszuständen eine körperliche Schonung und Entlastung der Gelenke geboten ist.

SCHNELLERE BELASTBARKEIT DURCH ZEITWEISE ENTLASTUNG

Denn durch eine Entlastung, die dem Zustand der entzündeten Gelenke angepasst ist und eine sinnvolle Therapie, die jedoch nicht nur einseitig auf die Unterdrückung der Symptome gerichtet sein darf, erfährt der Kranke nicht nur eine schnellere Besserung seiner Beschwerden, sondern er steht im Arbeitsprozess auch früher in einem Zustand angemessener Belastungsfähigkeit zur Verfügung.

18

NOTWENDIGE MASSNAHMEN HINAUSGESCHOBEN

Oft werden notwendige Maßnahmen aber hinausgeschoben, weil man ein Fernbleiben vom Arbeitsplatz seiner Firma nicht zumuten will oder meint, bis zu seiner Pensionierung noch durcharbeiten zu müssen. Dabei täuschen sich sogar oft die Vorgesetzten hinsichtlich der Einsatzbereitschaft der Rheumakranken, weil sie deren Beschwerden nicht ernst nehmen und weil sie an ihren Betriebsangehörigen nur in einem belastungsfähigen Zustand interessiert sind. So wird der Rheumakranke trotz seiner Opfer von seinen Vorgesetzten selten verstanden, weil diese das Ausmaß seiner Behinderung kaum je richtig einschätzen können. Häufig sind sie sogar darüber ungehalten, dass der Kranke trotz Arbeitsfähigkeit nicht den Wünschen der Vorgesetzten gemäß eingesetzt werden kann.

So wird mancher Opfergang des Rheumatikers zu einem sinnlosen Unterfangen, weil sein Verhalten trotz manch körperlicher Pein immer wieder falsch aufgefasst werden wird.

PUDELWOHL MIT CORTISON

Dann gibt es Rheumakranke, die viel zu bequem sind, überhaupt über ihre Krankheit nachzudenken. Denn mit Rheumamedikamenten und Cortisonpräparaten können ihre Beschwerden doch so gut kontrolliert werden! Tatsächlich ermöglicht der Einsatz von Rheumamitteln und Cortison nicht wenigen eine ausreichende Linderung ihrer Beschwerden, wie ein Beispiel zeigt: Eine meiner Patientin berichtet einer anderen Rheumakranken über die Erfolge die sie mit ihrer Ernährung und naturheilkundlicher Behandlung erzielt habe. Die Antwort ihrer Leidensgenossin darauf war, dass sie sich mit ihrem Cortison pudelwohl fühle – obwohl sie bereits die typischen Zeichen eines Vollmondgesichtes als Folge länger andauernder höherer Cortisongaben aufwies.

CORTISON SCHADET DA, WO ES HELFEN SOLL

Wie oft erleiden Patienten gerade durch ein Übermaß an Cortison mehr Schaden als Nutzen. Denn besonders Knorpel, Gelenke und Knochen, deren Erkrankung ja mit Cortison behandelt werden soll, werden als Folge der Langzeittherapie deutlich geschädigt. Nichts spricht dagegen, Cortison im Einzelfall maßvoll und behutsam einzusetzen. Bleibt dies allerdings die einzige Behandlungsstrategie, so ist das Leiden des Patienten festgeschrieben.

Je weniger der Arzt über diese Erkrankung weiß, je mehr er - meist aus Ignoranz und Hochmut - natürlichen Behandlungsformen ablehnend gegenübersteht, desto stärker wird er nicht nur zum Handlanger einer symptomatischen und seelenlosen Medizin, sondern setzt er seine Patienten auch einem Leiden ohne Hoffnung aus. Wie oft habe ich erlebt, dass Kranke von Hausärzten, Rheumatologen und Mitarbeitern von Fachkliniken belächelt wurden, weil sie glaubten die Behandlung mit Ernährung und natürlichen Mitteln unterstützen zu können.

IGNORANZ IST SCHLIMMER ALS NICHTWISSEN

Mit Sicherheit kann man keinem Arzt einen Vorwurf machen, wenn er nicht weiß, wie er in diesem und jenem Krankheitsfall weiterkommen kann. Gesellt sich aber zur Unerfahrenheit noch Hochmut, Ignoranz und Borniertheit hinzu, wird der zum Heilen Berufene ein Unheil bewirkender Therapeut.

IST ERNÄHRUNG BEI RHEUMA QUATSCH?

Eine meiner Patientinnen hatte ihren Zustand durch Ernährungsumstellung und Immuntherapie wesentlich verbessern können. Ursprünglich litt sie unter einer starken entzündlichen Schwellung der Kniegelenke, so dass sie kaum noch eine Treppe hochsteigen konnte. Aber auch andere erkrankte Gelenke machten ihr das Leben schwer. Der ursprünglich behandelnde Facharzt hatte mir die Patientin zugewiesen, weil er mit seinen Möglichkeiten keine Besserung erreichen konnte. Hut ab vor einem solchen Kollegen, der nur an das Wohl seiner Patienten denkt und sich nicht scheut, einen anders arbeitenden Therapeuten hinzuzuziehen.

Als mit der Besserung der Beschwerden auch Lebensfreude und Aktivität zurückkehrten, meinte die Patientin, eine Kur wäre das Richtige, weswegen ihr mein Kollege ihr dann auch eine stationäre Kurbehandlung verschaffte, nachdem die Rheumaaktivität weitgehend nachgelassen hatte.

In der Klinik berichtete diese Dame stolz, wie gut es ihr durch die Therapie und Ernährungsumstellung nunmehr gehe. Die Antwort der Klinikärzte: „Wer hat Ihnen denn diesen Quatsch erzählt, dass Ernährung bei Rheuma helfen soll?"

SCHOCK UND VERUNSICHERUNG

Durch die Meinung dieser „Fach"ärzte geschockt und verunsichert kam die Patientin von ihrer bewährten Ernährung ab, da sie als normaler Mensch und medizinischer Laie nicht erkennen konnte, wie unsinnig die Haltung der Klinikärzte war. Sie begann, wieder viele Sachen zu essen, die ihr Rheuma verschlechterten. In diesem Zustand kam sie wieder in unsere Praxis.

Sie glauben, dies sei ein Einzelfall?

FALSCHE BERATUNG

Bei aller Achtung vor Kollegen, die sich mit echter Hingabe und Demut ihren Patienten widmen: Wie viele Kranke habe ich im Laufe der Jahre gesehen, wo falsche Beratung und Ignoranz von Ärzten Krankheiten zementiert und beschleunigt haben.

Das bekannte Wort: „Jeder findet den Arzt, den er verdient", ist eine Binsenwahrheit.

DER BEQUEME FINDET DEN BEQUEMEN ARZT

Der Bequeme sucht sich den bequemsten Arzt, denn dadurch wird er ja in seiner Bequemlichkeit unterstützt. Derjenige, der Krankheit nicht nur passiv erleiden will, sucht den unbequemen Arzt, der ihm nicht jede Unannehmlichkeit abnimmt oder durch eine Pille verschönt. Gleichwohl: Das bedeutet nicht - wie schon vorhin erwähnt -, dass jeder Einsatz konventioneller Behandlungsmaßnahmen abzulehnen ist. Aber dort, wo man Maß und Augenschein bewahrt, werden diese Maßnahmen keinen höheren Stellenwert haben als ihnen zukommt.

DER ARZT - EIN STÄNDIG LERNENDER

Und noch eins: Kein Arzt wird mit perfektem Wissen geboren. Nichtwissen ist keine Schande. Nicht lernen wollen ist arrogant. Jeder Arzt, der seine Funktion ernst nimmt und mit Liebe versieht, ist ein ständig Lernender. Wie oft habe ich selbst durch Erfolge und Misserfolge meiner Patienten dazugelernt. Wie oft war die Erfahrung des einen Patienten für den anderen wertvoll. Der Erfolg in der Behandlung meiner eigenen Rheumaerkrankung bestärkte mich in dem Glauben, dass auch vielen anderen durch ähnliche Maßnahmen geholfen werden könnte.

ERFOLG UND MISSERFOLG

Erfolg und Misserfolg liegen dicht nebeneinander! Häufiger habe ich erlebt, dass Kranke aus Resignation alle Bemühungen einstellten, wenn sich eine Besserung oder gar Heilung nicht innerhalb mehr oder weniger kurzer Zeit einstellte. Diese Menschen sagten oft: „Das glaube ich nicht", oder: „Mir kann sowieso niemand helfen", oder: „Bei mir klappt das sowieso nicht."

ENGSTIRNIGKEIT IM DENKEN

Leider ist es bisweilen so, dass unsere eigene Engstirnigkeit im Denken das Emporsteigen in einen Zustand geistiger und körperlicher Besserung verhindert. Immer wieder habe ich gesehen, dass eine Besserung der körperlichen Symptome mit einer Besserung der psychischen Symptome und mit einer Änderung in unserem Denken einherging.

ZIELSETZUNGEN VORLEBEN

Lassen wir uns durch Widrigkeiten nicht aus unserer Bahn werfen. Zielgerichtete Veränderungen an uns selber werden dazu führen, dass sich auch unsere Umwelt ändert. Steine, die Familienangehörige, Verwandte, Freunde und Arbeitskollegen uns in den Weg legen, werden geringer, wenn jene die Folgen unseres Handelns beobachten, oft genug wird der Eine oder der Andere sogar mitgerissen. Aber dies geschieht nicht durch dogmatisches Pochen auf die eigenen Grundsätze, sondern indem wir selber unsere eigenen Zielsetzungen den anderen vorleben.

MANCHE ZÜNDUNG KOMMT SPÄT

Im Laufe vieler Jahren, in denen ich immer wieder Vorträge und Seminare zum Thema Rheuma, Ernährung und Immunsystem gehalten habe, konnte ich immer wieder erleben, dass auch Menschen aufgerüttelt worden sind, die am Anfang wenig Neigung zeigten sich zu ändern. Manche waren schwach und haben viele Jahre gebraucht, Weichen anders zu stellen, andere begannen sofort damit. Und manches Mal war ich überrascht, dass Mitmenschen ihre Lebensführung konsequenter und beherzter umstellten, als ich dies je selbst getan habe.

NICHT AUFGEBEN

Nur die Sache ist verloren, die man aufgibt! Als ich selbst nach der Klinikentlassung wegen meiner schweren Rheumaschübe die Behandlung in die Hand nahm, tat sich einen Monat lang nichts. Und dies trotz täglicher Behandlung. Hätte ich damals resigniert - was wohl verständlich gewesen wäre - wie stünde ich heute da? Schon manchmal mussten wir dabei zusehen, dass Kranke resignierten, weil ihnen eine Besserung nicht schnell genug erschien.

WUNDER GESCHEHEN NICHT TÄGLICH

Wunder geschehen - aber nicht ständig! Und die meisten Wunder wollen wir nicht glauben. Denn ist es nicht ein Wunder, wenn vielen Rheumakranken schon durch eine kurze Fastenzeit Schmerzen genommen werden? Leider verfallen die meisten dieser Menschen schon rasch wieder den selben Ernährungsfehlern, die ihnen schon anfangs geschadet haben. Dadurch schaufeln sie sich allmählich wieder in ihre Krankheit hinein.

ES FEHLEN ERFAHRENE THERAPEUTEN

Manches Mal fehlen aber auch einfach eigene Erfahrungen oder erfahrene Therapeuten als Ratgeber. Und da manche Ärzte sich aufgrund eigener eingeschränkter Einstellungen nicht bemühen, durch Ernährung und Naturmedizin eine mögliche Hilfestellung zu geben, wird der Leidensweg manches Hilfesuchenden immer länger – und hoffnungsloser.

MANCHMAL IST MAN MUTLOS

Doch auch der beste Therapeut ist hilflos, wenn der Patient nicht will. Manch einer mag aus Gründen mangelnder Einsichtsfähigkeit nicht in der Lage sein, langfristig Gesundheit zu erzielen; wie auch zum Beispiel jene Rheumapatientin, die durch strikte Ernährungsumstellung und sinnvolle Begleitmaßnahmen anfangs fast beschwerdefrei wurde. Allmählich schlichen sich die alten Ernährungsgewohnheiten und Krankheitssymptome wieder ein. Die Patientin war nicht bereit zu erkennen, dass sie ihre Fehlernährung wieder in die Krankheit hineinzog. Sie sagte: „Es kann doch nicht alles an der Ernährung liegen". Vielleicht lag wirklich nicht „alles" an der Ernährung, sicher aber einiges, wenn nicht das meiste.

ABWEGE WERDEN MIT DORNEN BEZAHLT

Andere erkennen zwar den richtigen Weg, sind aber zu schwach, auf ihm zu bleiben. Und so wird jeder Abweg mit Dornen bezahlt. Auch ich selber habe hin und wieder Lehrgeld zahlen müssen. Früher war ich ein starker Kaffeetrinker, erkannte aber mit der Zeit, dass dies nicht gut war. Auf den Kaffe zu verzichten machte mir zu Hause oder an meinem Arbeitsplatz keine Schwierigkeiten, in „meinem" Bistro aber verschwanden noch häufig meine guten Vorsätze. So führte ich, um mich nicht ständig weiter in Versuchung führen zu lassen, dort schließlich die basische Sojamilch ein.

KURZ VOR DEM ZIEL AUFGEGEBEN

Nichts macht mich in meiner Arbeit betroffener, als zu sehen, wenn Leute kurz vor dem Ziel aufgeben, wie zum Beispiel Im Fall einer älteren Dame, die seit langem unter einer Bechterewschen Erkrankung litt. Zu Beginn unserer Behandlung litt die Patientin unter sehr starken Schmerzen im Bereich von Lenden- und Brustwirbelsäule, zusätzlich traten oftmals heftigste Schmerzen an den Rippen auf.

LANGE BESTEHENDES SOLL IN TAGEN GEHEILT SEIN

Während der ersten Behandlungen trat noch keinerlei Besserung ein, worüber unsere Patientin sehr ungehalten war. Wahrscheinlich hatte sie erwartet, dass eine Krankheit, die bereits Jahrzehnte bestand, in Tagen zu heilen sei. Nach mehreren weiteren Behandlungen jedoch klangen die rheumatischen Wirbelsäulenbeschwerden weitestgehend ab, was an sich als ein sehr guter Behandlungserfolg zu werten war. Zu diesem Zeitpunkt traten allerdings nochmals die heftigen Rippenschmerzen auf, und obwohl die Rückenschmerzen vollständig verschwunden waren, klagte die Patientin, es gehe ihr überhaupt nicht besser. Nach einigen weiteren Behandlungen waren auch die Rippenschmerzen weitestgehend abgeklungen.

„SIE BEKOMMEN MEIN RHEUMA NICHT WEG!"

Nach meinem Urlaub sah ich die Dame wieder. Sie war frei von Rücken- und Rippenschmerzen, hatte aber jetzt noch Beschwerden an der Halswirbelsäule, wodurch die Beweglichkeit des Kopfes eingeschränkt war. Ich schlug meiner Patientin eine weitere Behandlung vor, um eine vollständige Beschwerdefreiheit zu erreichen, worauf sie mir antwortete: „Herr Doktor, ich esse alles was Sie sagen, aber mein Rheuma bekommen Sie nicht weg!" Wir waren - das sage ich aus meiner

Erfahrung heraus - in diesem Fall trotz nur 10 Behandlungen nicht weit vom Ziel entfernt.

Tatsächlich bin ich davon überzeugt, dass niemand die rheumatischen Beschwerden dieser Dame wird heilen können. Denn ein starrer Nacken stellt ein Symbol für Hartnäckigkeit dar, bei der man vermeidet, in seinem Denken umzukehren und manche Sachen überzogen einschätzt.

KAPITEL 3

Vergessen Sie nie; meine Herren,
dass auch eine gelungene Operation nur beweist,
dass Sie die Krankheit nicht zu heilen verstanden.
Prof. Hyrtl, Wien.

DER WERT VON OPERATIONEN

Nicht zu Unrecht wird der Stand der heutigen Medizin zum Teil als „Zeitalter der Prothesenmedizin" verspottet.

Auch die Vielzahl der lebensrettenden chirurgischen Erfolge kann nicht darüber hinwegtäuschen, dass es letztendlich weder Patient noch Arzt verstanden haben, richtig zu handeln.

VERKEHRTE LEBENSWEISE BEDINGT DIE OPERATION

Natürlich liegt die Verantwortung für diese sogenannte „Prothesenmedizin" nicht nur bei den Ärzten, sondern zu einem großen Teil auch beim Erkrankten, der die notwendigen Voraussetzungen durch verkehrte Ernährungs- und Lebensweise sowie einem mangelnden Interesse an seiner Gesundheit selbst herbeigeführt hat. Überlegen wir uns nur einmal, wie viel Zigtausende von Blinddarmoperationen, Gallenblasenoperationen, Nierensteineingriffen, Prothesenoperationen von Hüftgelenksköpfen, Bypassoperationen an verengten Herzkranzgefäßen, Amputationen von Raucherbeinen, etc. jedes Jahr vorgenommen werden (müssen?).

IN DER NATUR DEM UNTERGANG GEWEIHT

In einer nicht zivilisierten Umwelt wären wir mit diesen Erkrankungen dem Untergang geweiht. Die heutige Medizin vermag uns häufig das Leben zu retten, kann uns die Krankheiten aber nicht nehmen.

Auch wenn es zynisch klingen mag: Der Kranke hat in der übergroßen Mehrzahl der Fälle sein Leid und Elend selbst herbeigeführt. Nur eine naturgemäße Lebens- und Verhaltensweise kann zu einer wirklichen Besserung oder Gesundung führen. Natürlich sind wir heute fähig, nahezu alle schwer zerstörten Gelenke operativ zu ersetzen. Was bedeutet dies aber für den Patienten, wenn - wie es bei mehreren meiner jugendlichen Patienten der Fall ist - bereits in jungen Jahren künstliche Hüft- und Kniegelenke eingesetzt werden müssen!

CHANCEN OHNE OPERATION

Welcher Patient weiß schon, wie gut die Chancen sind, eine sogenannte Arthrose so weit zu bessern, dass eine beschwerdefreie Gelenkfunktion wieder erreicht werden kann? Sicherlich ist der Weg dorthin bei weit fortgeschrittenem Krankheitsbild länger und mühsamer, als wenn man früh genug die richtigen therapeutischen Konsequenzen zieht, aber in jedem Falle ist er dem Griff zum „Ersatzteil" vorzuziehen.

WARTEN, BIS ES SCHLIMMER IST

Oft erlebt man, dass den Patienten bei der Behandlung einer Hüftgelenksarthrose gesagt wird: „Warten Sie noch eine Zeit bis es schlimmer ist, dann können wir Ihre Gelenke operieren." Würde der Patient jedoch die Zwischenzeit dazu benutzen, sein Krankheitsbild durch Ernährungsumstellung und geeignete Behandlungsformen anzugehen, könnte man in vielen Fällen eine weitestgehende Beschwerdefreiheit erreichen. Dass bei einer weit fortgeschrittenen Gelenkzerstörung natürlich operative Eingriffe notwendig werden können, soll nicht unerwähnt bleiben. Allerdings ist diese Situation in den meisten Fällen durch fehlerhafte Ernährung und wenig zweckdienliche Behandlung erst entstanden. Denn dass (und wie) auch ein verschmälerter Gelenkspalt wieder breiter und eine bessere Gelenkfunktion erreicht werden kann, lesen Sie im Kapitel über Arthrosen.

KONSEQUENTE ERNÄHRUNGSTHERAPIE

Letztendlich würde mit einer konsequenten Ernährungstherapie die große Mehrzahl operativer Gelenkersatzmaßnahmen durch sogenannte Endoprothesen vermieden werden können. Aber hier ist der Patient weit mehr gefordert als der behandelnde Arzt, weil gerade ihm die konsequente Durchführung der Richtlinien (Ernährungsmaßnahmen) obliegt.

OPERATIVE UND CHEMISCHE SYNOVEKTOMIE (ENTFERNUNG DER GELENKINNENHAUT)

Bei den entzündlichen Rheumaformen werden vielfach sogenannte *operative* und *chemische Synovektomien* durchgeführt. Durch diese Therapiemaßnahmen wird die entzündete Gelenkinnenhaut entweder durch den Chirurgen entfernt oder vom internistisch tätigen Rheumatologen mit

chemischen Mitteln verödet. In einer Reihe von Fällen ist dadurch sicherlich eine Beschwerdelinderung möglich, obwohl gerade die chemische
Synovektomie nicht immer erfolgreich ist.

SYNOVEKTOMIE IST KEINE HEILMASSNAHME

Auch beheben diese Maßnahmen, die letztendlich nur eine sympto-
matische Behandlung darstellen, das Krankheitsbild nicht. Selbst wenn
ich heute diese, im nächsten Jahr andere, und im übernächsten Jahr noch
weitere Gelenkhäute veröden lasse, wird die Krankheit dessen ungeach-
tet weiter fortschreiten, da das kranke Gelenk ja nur der Zielort ist, nicht
aber die primäre Ursache für die Entzündung darstellt. Davon abgese-
hen, befällt das Rheuma ja genauso Muskeln, Bänder, Sehnen, sogar das
Herz, die Nieren, die Augen, die Gefäße, das Fettgewebe und so weiter.
All diese erkrankten Organe müssten wir – ähnlich der Gelenkinnenhäute – ebenfalls entfernen, um die Krankheit zum Stillstand zu bringen!

PROTHESENCHIRURGIE IN VOLLENDUNG

Das wäre „Prothesenmedizin" in Vollendung: Der Mensch als wan-
delnde Mumie!

Diese kritischen Ausführungen sollen natürlich nicht die Arbeit der
operativ tätigen Kollegen schmälern, die mit vollem Einsatz für eine
Beschwerdelinderung der Patienten eintreten. Sie sollen jedoch für Patienten und auch Ärzte Denkanstöße geben. Denn nur eine wirklich heilende Medizin kann die richtige Medizin sein. Und einen Patienten nach
einer gelungenen Operation nach Hause zu schicken, heißt nach Prof.
Hyrtl, dass wir die Krankheit nicht zu heilen verstanden.

Wenn wir es nur bei den entsprechenden Eingriffen bewenden lassen, werden wir auf Heilung lange warten können. Rezidive bleiben
vorprogrammiert, der Patient ein Kranker und Leidender.

BESCHWERDEFREIHEIT IM BESTEN, LÄHMUNG IM SCHLIMMSTEN FALL

Ähnliches gilt für die heute zunehmend auftretenden und recht ausgeprägten Bandscheibenschäden. Hier besteht die operative Methode darin, das geschädigte, aufgefaserte Gewebe chirurgisch oder enzymatisch
zu entfernen.

Der Patient erfährt durch eine solche Operation Beschwerdefreiheit, im günstigsten Falle Linderung, im ungünstigen Falle bleiben seine Beschwerden bestehen, werden verstärkt oder es treten sogar Lähmungen ein. Zur Voruntersuchung bei einem geplanten Bandscheibeneingriff gehören heute eine Computertomographie und - immer seltener - eine Myelographie (Einspritzung von Röntgenkontrastmittel in den Wirbelsäulenkanal).

IMMENSE STRAHLENBELASTUNG

Die Computertomographie bedeutet eine intensive Strahlenbelastung mit einer so hohen Dosis, die der siebenhundertfachen Strahlenbelastung einer einzelnen Röntgenaufnahme entspricht (Medical Tribune). Die Myelographie kann im besten Falle nahezu erscheinungsfrei vertragen werden, im ungünstigeren Falle können schwere Kopfschmerzen, Kollapszustände, Ohrensausen und viele andere Begleiterscheinungen auftreten.

Im folgenden Kapitel werden wir anhand einiger Patientenschicksale schildern, wie es möglich ist, einen Bandscheibenvorfall mit Hilfe natürlich – biologischer Behandlungsverfahren zu therapieren.

KAPITEL 4

Gerade Haltung, gerader Gang
hält dich gesund ein Leben lang.

BANDSCHEIBENERKRANKUNGEN -
BEHANDLUNG MIT UND OHNE
OPERATION

Es muss auffallen, dass Bandscheibenvorfälle, die früher vermehrt in
den Altersgruppen der Endfünfziger und Sechziger aufgetreten sind,
heute als Folge moderner Lebens- und Ernährungsweisen häufiger bei
jüngeren Patienten im Alter von 20 – 30 Jahren zu finden sind. Das
bedeutet, dass Krankheiten um mehrere Jahrzehnte früher erscheinen als
dies in vergangenen Generationen der Fall war.

Einige Fallbeispiele zu den obengenannten Ausführungen:

Fall 1:

Patient N.N., ca. 35 Jahre. Diagnose: Bandscheibenvorfall im Len-
densegment L4/L5. Die behandelnden Ärzte hatten so viel Fingerspitzengefühl, eine Bandscheibenoperation zum gegenwärtigen Zeitpunkt
noch nicht durchzuführen. Durch Behandlung mittels Akupunktur und
Neuraltherapie konnte relativ rasch eine weitreichende Linderung erreicht werden.

Fall 2:

Frau X. F., ca. 56 Jahre alt, leitet ein mittleres Unternehmen mit ca.
80 Angestellten. Starke Rückenschmerzen, mit Ausstrahlung ins linke
Bein, die nicht mehr verschwanden, führten zu einer neurochirurgischen
Abklärung.

Diagnose: Bandscheibenvorfall. Nach der durchgeführten Myelographie stärkste Kopfschmerzen, Schwindelzustände, Kreislaufkollaps.
Vom Zeitpunkt der Untersuchung an ständiges Ohrensausen. Behandlung auf der Intensivstation. Auch nach der Entlassung aus dem Krankenhaus wurde wegen schwerster Kreislaufstörungen noch zweimal stationäre Behandlung notwendig. In unserer Praxis erscheint die Patientin
nach wie vor mit starken Rückenschmerzen sowie Schmerzausstrahlung
ins linke Bein, erheblich reduziertem Allgemeinzustand, starkem Schwä-

chegefühl, ständigem Ohrensausen, und ausgeprägten Hitzewallungen sowie reaktiven Depressionen.

Neben einer Ernährungsumstellung auf säurearme Kost führen wir eine Akupunkturbehandlung in Kombination mit einer neuraltherapeutischen Segmentbehandlung der Wirbelsäule durch. Nach zehn Behandlungen noch keine deutliche Besserung. Im Rahmen der nächsten zehn Behandlungen deutliche Rückbildung der Rücken- und Ischiasbeschwerden.

Der Allgemeinzustand hatte sich schon vorher wesentlich gebessert. Unter dem Einfluss einer zusätzlich durchgeführten Sauerstofftherapie (Oxyvenierung nach Regelsberger) auch allmähliche Besserung des Ohrensausens. Durch homöopathische Begleitbehandlung lassen auch die Hitzewallungen allmählich nach. Insgesamt ergibt sich bei der Patientin eine deutliche Besserung des Grundleidens (Bandscheibenvorfall), eine erhebliche Linderung der als Folge der Diagnostik aufgetretenen Begleitbeschwerden (Schwindel und Ohrensausen durch Myelographie) sowie Besserung sonstiger Nebenbefunde (Hitzewallungen, stark reduzierter Allgemeinzustand).

Der Behandlungserfolg hätte sicherlich schneller eintreten können, wenn die Patientin die gegebenen Ernährungs- und Verhaltensmaßregeln konsequenter in die Tat umgesetzt hätte. Bedingt durch eine Vielzahl beruflicher Einladungen, war ihr dies relativ schwergefallen.

Fall 3:

Patient X. Sch., ca. 54 Jahre alt.

Diagnose: Bandscheibenvorfall! Seit einigen Monaten zunehmende Schmerzen im Kreuz mit Ausstrahlung ins linke Bein. Starke Behinderung bei der Ausübung seines Berufes als Landwirt. Der computertomographisch nachgewiesene Bandscheibenvorfall stellte für mich im Gegensatz zum vorbehandelnden Orthopäden keine Operationsindikation dar.

Die von mir bei diesen Erkrankungen wegen ihrer guten Erfolge häufig durchgeführte Akupunktur und Neuraltherapie hatte nach mehreren Wochen noch zu keiner anhaltenden Besserung geführt. Deswegen wurde der Patient zur Behandlung einer gleichzeitig bestehenden Fehlstatik in spezielle krankengymnastische Behandlung überwiesen. Eine

Beinlängendifferenz von 15 Millimetern konnte durch die Krankengymnastik nach Cross ohne Verordnung von Einlagen oder Absatzerhöhungen voll ausgeglichen werden. Die Verordnung von Unterlagen und Einlagen bei einer Fehlstatik ist in der Regel nicht angezeigt, da dadurch ein Schiefstand zementiert wird. (Entsprechendes ist im 18. Kapitel nachzulesen).

Außerdem wurde in diesem Fall empfohlen, dass der Patient eine Zeitlang auf das Fahren von landwirtschaftlichen Maschinen verzichtet, da es dadurch zu einem Rütteleffekt auf die Wirbelsäule und Bandscheiben kommt.

Durch die spezielle Form der Krankengymnastik nach Cross, die leider nur von wenigen Therapeuten beherrscht wird, konnte eine vollkommene Korrektur der Fehlstatik mit weitreichender Besserung der Wirbelsäulenbeschwerden - auch ohne operative Maßnahme - erreicht werden.

Fall 4:

Patient H.W., Alter ca. 46 Jahre, deutlich übergewichtig. Diagnose: eine röntgenologische Untersuchung der Wirbelsäule ergab leichte degenerative Veränderungen.

Die ständig bestehenden Schmerzen im Bereich der Lendenwirbelsäule mit Ausstrahlung ins Bein sprachen auf eine übliche Behandlung nicht an. Eine nennenswerte Fehlstatik lag nicht vor.

In diesem Falle war eine weiterführende Diagnostik wegen der außerordentlichen starken Schmerzzustände sicherlich uneingeschränkt indiziert, wobei ich die Notwendigkeit für diese Untersuchung allerdings nicht für jeden Schmerzzustand der Wirbelsäule gelten lassen möchte. Die nun als nächstes durchgeführte Computertomographie brachte keinen weiteren pathologischen Befund. Bei weiter zunehmender Schmerzsymptomatik war in diesem Fall eine Myelographie angezeigt. Die Untersuchung ergab eine kleine, gutartige Geschwulst im Rückenmarkskanal. Eine in diesem Fall absolut indizierte neurochirurgische Operation, die von einem hervorragenden Ärzteteam durchgeführt wurde, führte zur Beschwerdefreiheit. Allerdings behielt der Patient sein Übergewicht bei und hatte später erneut Rückenschmerzen zu erleiden.

Fall 5:
Patient X.H.I., ca. 65 Jahre alt. Klinikdiagnose: Bandscheibenvorfall. Ein erfolgter operativer Eingriff verschlechterte die bereits eingetretenen Nerven- und Muskelstörungen. Bei einer Nachuntersuchung ergab sich, dass das falsche Wirbelsäulensegment operiert worden war. Eine Nachoperation führte zu einer weiteren Verschlechterung der Lähmungserscheinungen. Der Patient ist weitgehend gehunfähig geworden. Die Erkrankung war durch eine Zuckerkrankheit bedingt, die Operation war somit überflsig und hätte durch eine sorgfältigere Untersuchung vermieden werden können

KAPITEL 5

Wer wenig Zeit für seine Gesundheit hat,
wird viel Zeit für seine Krankheit haben
müssen.

WIDER DEN INNEREN
SCHWEINEHUND

Der größte Hemmschuh bei der Heilung oder Besserung einer Erkrankung ist in der Regel erstaunlicherweise der Patient selbst. Natürlich
können auch Ärzte – so seltsam es klingt – ein Hemmschuh bei der
prinzipiellen Besserung einer Rheumaerkrankung sein. Das ist fast immer
dann der Fall, wenn sie sich z. B. hinter der Meinung verschanzen,
Ernährungseinflüsse beim Rheuma seien „wissenschaftlich" nicht erwiesen.

IRRIGE ANSICHTEN

Ich hoffe, in diesem Buch wird es mir gelingen, mit dieser - meiner
Meinung nach höchst irrigen Ansicht - aufzuräumen. Obwohl nicht
jedes Rheuma allein durch eine Umstellung der Ernährung gebessert
werden kann, lassen sich so häufig ernährungsbedingte Besserungen teilweise bis hin zur Beschwerdefreiheit erreichen, sodass eine sinnvolle
Ernährungs - „Therapie" auf jeden Fall versucht werden sollte. Ärzte,
die der Ernährung bei Rheuma keine Bedeutung beimessen, tun dies in
der Regel aus irrational – ideologischen Gründen heraus, oder weil sie
sich mit der Materie einfach nicht befasst haben beziehungsweise befassen wollen.

AUF SICH ALLEIN GESTELLT

So ist der Patient oft auf sich allein gestellt, wenn er versuchen will,
seiner Krankheit den Boden zu entziehen. Aber auch bei sachkundiger
Beratung fällt es vielen schwer, von Fehlern und Sünden zu lassen.

Der Patient von heute ist passives Konsumverhalten gewohnt. Es
gibt ja entsprechende Pillen für nahezu alle Zipperlein. Schließlich bezahlt
er ja auch regelmäßig seine Krankenkassenbeiträge und glaubt von daher, Anspruch auf die bestmöglichen Behandlungen und Medikamente –

und letztendlich auch auf „Gesundheit" zu haben. Dass er selbst aber aktiver Partner des Arztes sein muss, sieht er oft nicht.

SEINE FEHLER ÄNDERN

Schließlich ist der Kranke krank geworden und nicht sein Arzt. Der Kranke muss sich ändern, seine Fehler erkennen, sein Leben neu gestalten und ordnen. Der Arzt kann nur Ansprechpartner und Ratgeber sein. Den größten Teil der therapeutischen Bemühungen muss der Kranke selbst mittragen. Nur der hat eine Chance, wirklich zu gesunden, der erkennt, dass Krankheit etwas sagen will, gewissermaßen ein Wink des Schicksals ist, einen neuen Weg einzuschlagen, Fehler zu erkennen und zu korrigieren.

Diese Einsicht fehlt am Anfang bei vielen Patienten; und oft kostet es den Arzt sehr viel Mühe und Zeit, den Patienten zu einem aktiven Partner in der Therapie zu machen.

GETRIEBE ARZT-PATIENT

Auf der anderen Seite gibt es Patienten, die nach Ärzten suchen, die ihnen eine aktive Mitgestaltung bei der Gesundung zuerkennen. Bemühungen des Arztes und des Patienten müssen wie ein Getriebe ineinander greifen. Jeder Patient wird sich den zu ihm passenden Arzt suchen (müssen).

Der passive Patient wird den Arzt suchen, der ihm allerlei Pillen verordnet ohne seine Mitarbeit zu fordern. Der aktive Patient wird einen Arzt brauchen, der seinen Wunsch nach Gesundung mit Ratschlägen und Therapien unterstützt, die eine Selbstheilung fördern.

CHEMISCHE PILLEN HELFEN NICHT

Denn es heilt die Natur, der Arzt unterstützt nur. Und heilen können nur in den wenigstens Fällen chemische Pillen, viel eher dagegen die natürlichen Heilgehilfen: gesunde Kost, Fieber und Fasten sowie die Naturmedizin. Wenn wir uns heute in der Medizin einem Heer von Kranken gegenübersehen, so ist das nur deswegen der Fall, weil es ein Heer von Fehlernährten, Übergewichtigen, Bewegungsarmen und Therapiegeschädigten gibt. Sie sehen, Gesundheit ist ohne aktive Selbstbemühung nicht zu verwirklichen.

Kritiker des heutigen Gesundheitssystems sagen: Die moderne Medizin ist sehr erfolgreich. Bald gibt es keine gesunden Menschen mehr! Oder anders ausgedrückt: Manche Menschen gesunden trotz ärztlicher Bemühungen.

EINE WELT BRICHT ZUSAMMEN

Oft zeigt sich schon bei der Ernährungsberatung wie groß das Interesse an der Gesundung wirklich ist. In einem Fall bricht für den Patienten eine Welt zusammen, wenn man von ihm fordert, anfangs nur auf Schweinefleisch, Kaffee und Zucker zu verzichten. Im anderen Fall gibt es Kranke, die weite Wege nicht scheuen, weil sie gehört haben, dass Krankheiten durch „Diäten" und natürliche Heilbehandlungen gebessert werden können. Wenn man davon ausgeht, dass auch Fasten, Wickel und Packungen sowie Verabreichung von Tees die Heiltendenzen unterstützen, Krankengymnastik und Warmwasser - Bewegungsbäder von Nutzen sind, sehen sie, wie umfangreich die Palette der eigenverantwortlichen Behandlungsmöglichkeiten ist.

EIGENE VERANTWORTUNG ÜBERNEHMEN

Nur der Patient, der in dieser Form aktiver Partner des Arztes wird, hat wirkliche Heilungschancen. Wer innerlich blockiert und zu bequem ist, Eigenverantwortung für seine Erkrankung mit zu übernehmen, wird seine Heilungschancen nie optimal nutzen können. Oder anders gesprochen: Wer wenig Zeit für seine Gesundheit hat, wird viel Zeit für Krankheiten haben müssen.

KAPITEL 6

Die Nahrung sei dein Heilmittel
- dein Heilmittel sei deine Nahrung
(Hippokrates)

ERNÄHRUNG UND KRANKHEIT

SINN ODER UNSINN EINER ERNÄHRUNGSTHERAPIE BEI RHEUMA

Gehen bei einer Behandlung chronischer Krankheiten – so natürlich auch beim Rheuma – die Auffassungen allgemein schon weit auseinander, so trifft dies noch um so stärker für den Ernährungsbereich zu.

EINFLUSS DER ERNÄHRUNG „WISSENSCHAFTLICH" NICHT BEWIESEN

Fast ohne Ausnahme habe ich es in der Vergangenheit erlebt, dass Patienten, die in den Rheumakliniken nach dem Wert einer Ernährungsbehandlung bei Rheuma gefragt haben, in dieser oder ähnlicher Form beschieden wurden: „Ernährungseinflüsse beim Rheuma sind wissenschaftlich nicht bewiesen." Dies war noch die mildeste Aussage. Eine andere Äußerung war: „Wer hat Ihnen denn diesen Quatsch erzählt?"

TAUSENDE JAHRE ERNÄHRUNGSTHERAPIE

Jahrtausendelang galten die Ernährung sowie spezifische Nahrungsmittel als therapeutische Maßnahmen. Der modernen Medizin blieb es überlassen, den Einfluss der Ernährung zu bezweifeln und sich ganz auf eine Therapieschiene von chemischen Präparaten - das heißt Symptomenbehandlungen, operative Maßnahmen und letztendlich Prothesenmedizin - zurückzuziehen. Die heutige Medizin sieht es als selbstverständlich an, dass wenige Mikrogramm einer chemischen Substanz hochsignifikante Wirkungen haben. Hunderte Gramm Nahrung sollen indessen keinen Einfluss auf unseren Körper haben?

VERWEIGERUNGSHALTUNG DER MEDIZIN

Letztendlich bin ich sogar der Meinung, dass durch die Verweigerungshaltung der modernen Medizin in punkto Ernährung viele

Rheumapatienten keine Chance zu einer wirklich fundierten Besserung ihrer Beschwerden haben. Die Rheumatologie wird den Umfang ihrer therapeutischen Maßnahmen weiter erhöhen, ohne dass dadurch jedoch zwangsläufig mehr therapeutische Erfolge zu verzeichnen sein werden. Wenn ich nun hier die Meinung vertrete, dass eine sinnvolle Ernährungstherapie der erste Schritt in einem Therapiekonzept sein muss, so stehen dahinter nicht nur ideologische Vorstellungen sondern Erfahrungen und Erfolge am eigenen Leib und bei einer unüberschaubaren Zahl von Patienten.

ALTERNATIVMEDIZIN GEHT NICHT OHNE ERNÄHRUNGSUMSTELLUNG

Natürlich kann nicht jede Form und jeder Schweregrad einer rheumatischen Erkrankung durch eine Ernährungstherapie geheilt werden. Es wird sogar eine Reihe von Fällen geben, in denen sich die Krankheit so weit verselbständigt hat, dass die Ernährungstherapie allein noch nicht einmal zu einer Besserung führt. Gleichwohl muss auch in diesen Fällen auf gewisse Ernährungsgrundzüge stark geachtet werden, damit die Krankheitsaktivität aus dieser Richtung nicht stärker geschürt und der Organismus weiter geschwächt wird. Mehr dazu lesen Sie in den einzelnen Kapiteln über die möglichen Ursachen der einzelnen Rheumaformen.

Die Bücher der Alternativmedizin sind voll mit Hunderten Erfahrungsberichten, in denen sich Rheuma durch Ernährungstherapie hat bessern oder heilen lassen. Der gegenüber diesen Therapieverfahren hochsensibilisierten Schulmedizin erscheint diese Behandlungsform äußerst suspekt; während sie offensichtlich keinerlei Skrupel hat, Patienten mit Medikamenten zu behandeln, die in Hunderttausenden Fällen bereits zu beachtlichen Nebenwirkungen geführt und vermutlich sogar einigen tausend Patienten das Leben gekostet haben.

ABLEHNUNG AUS UNKENNTNIS

Zum einen erscheint die Frage, ob Ernährung als Therapie eingesetzt wird, stark ideologisiert. Ein Therapeut, der sich mit dieser Sache noch nicht befasst hat, wird den Einfluss der Ernährung auf chronische Krankheiten in der Regel ablehnen oder negieren. Letztendlich ist die ablehnende Haltung eines Arztes gegenüber einer Ernährungstherapie oft auch ein Hinweis auf seine eigene Unkenntnis, Unerfahrenheit und mangelnde Sicherheit auf diesem Wissensgebiet.

Der Schweizer Arzt Dr. Bircher-Benner hat in Filmen dokumentiert, wie sich unter dem Einfluss einer Ernährungsumstellung und unterstützender biologischer Behandlung schwere entzündliche Rheumaerkrankungen und erhebliche Funktionseinschränkungen weitgehend haben bessern lassen.

ABWERTENDE ARGUMENTATION

Wenn heute immer noch argumentiert wird, dass Ernährungseinflüsse bei Rheuma nicht nachweisbar seien, so demonstriert die „kompetente" Medizin eigentlich damit ihre Inkompetenz. Denn nicht nur krasse Außenseiter sondern auch ernstzunehmende Hochschullehrer - leider weniger in Deutschland als z.B. in den USA - haben einwandfreie Nachweise der Ernährungseinflüsse auf rheumatische Erkrankungen erbracht.

So berichtet z.B. der Amerikaner Theron G. Randolph in seinem Buch „Allergien – Folgen von Umweltbelastungen und Nahrungsmitteln" (näheres siehe Literaturverzeichnis), dass in etwa tausend Fällen von rheumatoider Arthritis in 95 Prozent Ernährungseinflüsse nachweisbar waren. Randolph war ein Arzt, der als Leiter einer speziellen Hochschulabteilung sein Leben lang nichts anderes machte, als sich mit den Auswirkungen der Ernährung und verschiedener Umweltbelastungen auf chronische Erkrankungen zu befassen.

FACHKOMPETENZ DER RHEUMATOLOGIE?

Diese sehr wichtigen Arbeiten zu kennen, wäre letztendlich Aufgabe eines jeden rheumatologisch tätigen Arztes. Eine Rheumaerkrankung ausschließlich symptomatisch zu behandeln kann ich nicht als fachkundige Behandlungsform einer rheumatologischen Medizin betrachten. In meinen Augen kann nur der als fachkompetenter Rheumatologe angesehen werden, der unabhängig von offiziell zugeteilter Fachkompetenz eine chronische Rheumaerkrankung kausal - das heißt ursachengemäß - angehen, lindern oder gar heilen kann.

DILEMMA FÜR DEN PATIENTEN

Der Patient befindet sich in einem ausgeprägten Dilemma. Auf der einen Seite hört und liest er immer wieder, wie wichtig Ernährung bei

Rheuma sein kann, auf der anderen Seite wird er von der „kompetenten" Medizin extrem verunsichert, die ja die Ernährungseinflüsse bei
Rheuma ablehnt.

WAS ZÄHLT, IST DER ERFOLG

Nun war schon immer die Messlatte in der Beurteilung der Wertig-
keit einer Behandlung der therapeutische Erfolg. Wer heilt, hat recht!
Und wenn eine Heilung nicht oder nicht so leicht zu erreichen ist, sollte
zumindest eine Linderung der Krankheit oder ein Stillstand erreichbar
sein. Dass dies in einzelnen Fällen leicht, in anderen Fällen schwerer zu
erreichen ist, liegt auf der Hand und wird an einer Reihe von Fallbeispie-
len dokumentiert.

FANGEN SIE AN!

Lassen Sie sich, lieber Leser, nicht verunsichern. Versuchen Sie, Ihr
eigener Therapeut zu werden und beginnen Sie mit der Umstellung Ihrer
Ernährung. Ich habe genügend Fälle erlebt, bei denen durch den positiven Einfluss einer Ernährungsumstellung teilweise weitreichende oder
sogar komplette Besserungen bis hin zur Beschwerdefreiheit erreicht
wurden. Das schließt - wie oben bereits erwähnt - nicht aus, dass der
eine oder andere Krankheitsverlauf durch Ernährung gar nicht oder
nicht ausreichend zu beeinflussen ist, genauso wie nicht jedes Medikament bei jedem Kranken die gleiche Wirkung haben kann. Zur richtigen
Ernährungsschau gehören eine Vielzahl detaillierter Erkenntnisse die wir
versuchen, Ihnen in einigen Kapiteln zu vermitteln. Es wäre natürlich
ebenfalls wertvoll, wenn auch die behandelnden Ärzte ihre Erkenntnisse
im Ernährungsbereich ausweiteten.

Das würde sich für eine Vielzahl von Kranken positiv auswirken!

INDIVIDUELLE ERNÄHRUNGSEINFLÜSSE

Wie Sie im Folgenden sehen werden, sind Ernährungsprinzipien nicht
so sehr zu pauschalieren, dass es eine einzige Ernährungsform für jeden
Rheumakranken geben kann. Dazu ist der Mensch zu sehr Individuum.
Was der eine gut verträgt, kann beim nächsten akute Krankheitsschübe
auslösen. Dieses ist auch der Grund, warum bestimmte Ernährungs-
empfehlungen stark individualisiert werden müssen. Im Einzelfall ist im
spezifischen Krankheitsfall sogar ein Austesten einzelner Nahrungsmittel
erforderlich. Näheres dazu entnehmen Sie den entsprechenden Kapiteln.

Trotzdem gibt es für den Bereich der Ernährung grobe Richtlinien und Empfehlungen, die für jeden von Nutzen sind.

Nur Mut!

KAPITEL 7

Es gibt tausend Krankheiten
aber nur eine Gesundheit.

POLYARTHRITIS UND BECHTEREW
- NICHTS ANDERES ALS
ALLERGIEN?

Arthritis = akute oder chronische Gelenkentzündung aus vielfältiger
Ursache (z.B. infektiös, rheumatisch, stoffwechselbedingt, Blut-
krankheiten); Arthropathia, Gelenkinfektionen. Symptome: Gelenk-
schwellung, -schmerzen, Funktionshemmung, Fehlstellungen, Kon-
trakturen.
*Das elektronische Medizin – Lexikon, 1995 Rossipaul Verlagsgesellschaft
mbH, München*

Der Begriff Arthritis steht stellvertretend für etwa 100 unterschiedliche Erkrankungen des menschlichen Bewegungsapparates, als Polyarthritis bezeichnet man eine „...gleichzeitig oder nacheinander in mehreren
Gelenken auftretende Arthritis". Am häufigsten wird die Bezeichnung
einer Polyarthritis im Begriff „primär chronische Polyarthritis" verwendet – eine andere Bezeichnung für die rheumatoide Arthritis oder dem,
was man gemeinhin als „entzündliches Rheuma" nennt. Die Merkmale
einer rheumatoiden Arthritis und deren Diagnose sind in den Kriterien
des *American College of Rheumatology* (ACR) festgelegt.

Dennoch ist schon die Diagnose der Polyarthritis nicht einfach und
immer früh zu stellen. Und was nützt uns auch letztendlich die schönste
Diagnose, wenn wir damit nicht die Ursachen einer Erkrankung erfassen
können?

WAS IST EINE POLYARTHRITIS?

Der Begriff Polyarthritis hat - wie schon gesagt - ja nur einen be-
schreibenden Charakter. Er besagt allenfalls, dass eine Gelenkentzündung besteht, die sich an mehreren oder vielen Gelenken (poly = viel)

manifestiert hat. Die Zusatzbezeichnung „primär chronisch" besagt, dass bei den ersten Anzeichen dieser Erkrankung mit einem chronischen Verlauf zu rechnen ist.

FRÜHE DIAGNOSE - BESTE HEILUNGSCHANCEN!

Gerade das trifft jedoch nicht zu, wenn wir die Krankheit bereits bei den ersten Symptomen sinnvoll behandeln. Auf diese Art und Weise ließe sich nämlich die Mehrzahl der chronifizierten Verläufe weitgehend vermeiden. Was also sind die Ursachen der Polyarthritis?

STREUHERDE UND INFEKTIÖSE HERDERKRANKUNGEN

Sie alle haben schon gehört, dass ein akutes Gelenkrheuma nach einer akuten Mandelentzündung auftreten kann. Hier ist die Zuordnung zwischen Ursache und Wirkung recht einfach, weil wir ja die entstehenden Gelenkbeschwerden der akuten Mandelentzündung zuordnen können. Viel schwieriger wird es aber bereits dann, wenn ein Infekt nicht akut, sondern unterschwellig und chronisch verläuft. Dies liefert einen Hinweis darauf, dass unser Immunsystem bereits stark geschwächt ist, und nicht mehr vehement auf die eingedrungenen Krankheitserreger antworten kann.

JAHRZEHNTELANGER ABWEHRKAMPF

Oft wird es einen jahrzehntenlangen Versuch unseres Abwehrsystems geben, die eingedrungenen Bakterien und Viren in Schach zu halten. Vielfach kommt es dabei nicht mehr zu einer Ausheilung der Infektionen, ohne dass wir dies aber zu erkennen vermögen. Bereits ein Millionstel Gramm Bakterien- und Virusgiftstoffe reicht aus, um eine stark schmerzhafte, lang anhaltende entzündliche Gelenkreaktion hervorzurufen.

STÄNDIGER NACHSCHUB VON GIFTSTOFFEN

Der ständige Nachschub solcher Virus- und Bakterienstoffe wird letztendlich eine Besserung oder gar Ausheilung dieser Erkrankungen blockieren. Bei genauer Erhebung der Krankenvorgeschichte lässt sich bei vielen Patienten immer wieder feststellen, dass infektiöse Ereignisse dem Krankheitsbild vorausgegangen sind. Häufig habe ich gesehen, dass eine Rheumaerkrankung sich allmählich nach einer schleppend verlaufenden Virusgrippe manifestiert hat. In einzelnen Fällen begann das Rheuma auch nach einer Virushepatitis, in anderen Fällen wurde es durch eine chronische Gallenblasenentzündung aufrecht erhalten. In einem dieser Fälle merkte der Patient B., dass jedes Mal mit dem Auftreten von Gallenbeschwerden auch die rheumatischen Beschwerden stark zunahmen. In wiederum anderen Fällen trat der Krankheitsschub nach einer Darminfektion auf, wie bei mir.

DER DARM SPIELT DIE WICHTIGSTE ROLLE

Überhaupt spielt der Darm von allen Organen bezüglich der Herdbelastungen und des damit verbundenen Freisetzens von Bakterien- und Virusgiftstoffen die bedeutendste Rolle. Letztendlich verfügt der Darm über eine Gesamtoberfläche von annähernd dreihundert Quadratmetern, also eine Riesenfläche, wo sich pathogene (krankmachende) Bakterien und Viren festsetzen können. Das kontinuierliche Freisetzen von Giftstoffen ist eine Qual für den Kranken. Ich habe kaum chronisch Rheumakranke gesehen, deren Darm wirklich in Ordnung war.

GESTÖRTE DARMBAKTERIENFLORA UND SELBSTVERGIFTUNG

Am ehesten dokumentiert eine Analyse der körpereigenen Darmbakterienflora, ob der Darm gesund ist, oder aber im Rahmen eines Ungleichgewichtes seiner physiologischen Bakterienarten (Dysbiose) zum Sitz pathogener Bakterien und Viren geworden ist, deren Giftstoffe nicht nur das Rheuma schüren sondern darüber hinaus auch durch Darmfäulnis und pathologische Nahrungszersetzungsprodukte zu einer Art ständiger Selbstvergiftung führen. Kein Wunder, dass sich solche Patienten körperlich geschwächt und elend fühlen müssen!

WEITERE ENTZÜNDUNGEN

Aber auch chronische Entzündungsherde in der Prostata, den Eierstöcken und den Nieren, aber auch der Lymphbahnen und Nasennebenhöhlen, führen zur ständigen Freisetzung von mikrobiellen Giftstoffen.

Was hat das zur Folge? Das Immunsystem wird ständig gereizt, irritiert und überbeansprucht. Es kommt zu einer totalen Erschöpfung und Entgleisung unserer Abwehrfunktionen.

STÖRUNGEN IM IMMUNSYSTEM

Vereinfacht ausgedrückt besteht unser Immunsystem im Wesentlichen aus zwei verschiedenen Komponenten: Die eine sorgt dafür, dass ein Teil unserer weißen Blutzellen - bestimmte Lymphozyten, die wir als Helferzellen bezeichnen - in Marsch gesetzt werden und Krankheitserreger und Giftstoffe vernichten. Die zweite Komponente unseres Immunsystems basiert auf sogenannten Suppressorzellen (subprimieren = unterdrücken), die eine Entgleisung unserer Abwehrfunktion verhindern sollen.

Ein Beispiel: Eine Regierung würde bei einem begrenzten Grenzkonflikt einen Teil ihrer Soldaten oder die gesamte Armee (= Helferzellen). in Bewegung setzen können. Bei einer vernünftigen Regelung dieses Konfliktes würden besonnene Politiker (= Suppressorzellen) aber danach trachten, diesen Konflikt zu begrenzen und ihn damit einzuengen.

ÜBERSCHIESSENDE IMMUNREAKTION?

Dieser Funktion, einen lokalen Konflikt zu begrenzen, kann unser Körper dann nicht mehr gerecht werden, wenn seine Suppressorsysteme geschwächt sind, was bedeutet, dass immer neue Armeen von Helferzellen in den Kampf geschickt werden, aber eine sinnvolle Einengung des Konfliktes - sprich der Entzündung - durch die Schwächung der kontrollierenden Suppressorzellen nicht mehr möglich ist. Obwohl es im ersten Augenblick so aussieht, als würde unser Immunsystem bei der Abwehr der Rheumaerkrankungen zu stark reagieren, liegt in Wirklichkeit eine Schwächung desselben vor. Dadurch sind die den Helferzellen entgegenwirkenden Suppressorzellen nicht mehr ausreichend funktionsfähig oder zahlenmäßig vermindert.

Also weist ein entzündliches Rheuma in der Mehrzahl der Fälle nicht nur auf das Vorhandensein von Herdbelastungen und Streuherden hin, sondern auch auf eine Entgleisung unseres Immunsystems durch Schwächung der die lokalen entzündlichen Konflikte begrenzenden Abwehrsysteme.

ERSCHÖPFUNG DER HORMONELLEN SYSTEME DES ORGANISMUS

Die ständigen Belastungen und Herausforderungen des Organismus durch die oben erwähnten infektiösen Organbelastungen führen auch zu einer Überbeanspruchung unserer hormonellen Systeme. Denn diese nehmen ebenfalls eine wichtige Steuerfunktion wahr. Bei einer regelrechten Funktion der Hypophyse (Hirnanhangdrüse) mit ihrer ausgeprägten Steuerungsfunktion für die nachgeordneten Drüsen wie Schilddrüse, Nebennierenrinde, Keimdrüsen (Ovar und Hoden) wird es kaum zu chronischen Krankheiten kommen. Mit wenigen Ausnahmen sehen wir immer wieder, dass sich die Rheumabeschwerden bei Frauen mit Polyarthritis zum Zeitpunkt einer Schwangerschaft - also in einer Phase vermehrter Hormonproduktion - ganz verlieren, während sie nach Ende der Schwangerschaft - also wenn der Hormonspiegel wieder stark abfällt - um so vehementer neuerlich ausbrechen können.

BIOENERGETISCHE MESSVERFAHREN

Auch rezidivierende (sich ständig wiederholende) Infektionen bedeuten eine Schwächung unseres Immunsystems und der körpereigenen Hormonsysteme. So können wir mit sensiblen bioenergetischen Messverfahren immer wieder hormonelle Insuffizienzen (Schwächen) unserer Hormondrüsen nachweisen. Dies ist ein Bereich, der mit den gängigen klinischen Methoden nicht ohne weiteres nachvollziehbar ist, da es diesen Verfahren an Feinfühligkeit mangelt. In diesem Zusammenhang muss gesagt werden, dass eine frühzeitige hormonelle Kastration der Frauen durch die Entfernung der Eierstöcke oder der Gebärmutter ohne medizinische Indikation die Häufigkeit der Polyarthritis wesentlich begünstigt. Denn ohnehin sind die Frauen von dieser Erkrankung wesentlich häufiger befallen als Männer.

WEITERBESTEHEN DES RHEUMAS AUCH NACH AUSHEILUNG DES AUSLÖSENDEN INFEKTES?

Immer wieder wird beobachtet, dass die Erkrankung auch nach Ausheilung eines Infektes, der zum Rheuma geführt haben mag, weiter bestehen bleibt. In diesem Falle nimmt man an, dass der Körper nach Sensibilisierung durch bestimmte Krankheitserreger in einem Zustand entgleister Immunantwort verharrt. In der Tat lässt sich z.B. mittels der Elektroakupunktur nach Voll - einem sehr sensiblen Diagnoseverfahren - nachweisen, dass in der Regel noch Toxine bestimmter Erreger im Körper vorhanden sind. Ich selbst gehe jedoch davon aus, dass in einem solchen Fall auch die Erreger selbst noch im Körper vorhanden sein müssen.

BEISPIEL: SALMONELLENINFEKTION

Nehmen wir an, ein Gelenkrheuma sei nach einer Salmonelleninfektion aufgetreten und wir können noch Salmonellentoxine im Körper nachweisen. Dies wird, meines Erachtens nur solange der Fall sein, wie an irgend einer Stelle noch weiter eine Besiedlung des Körpers mit Salmonellenerregern besteht. Denn wären die Erreger wirklich aus dem Körper verschwunden, müsste auch die Produktion von Salmonellengiftstoffen aufhören. In diesem Zusammenhang belegen auch negative Befunde mehrmaliger Stuhlanalysen auf Salmonellen oder ein negativer Salmonellen - Antikörper nicht unbedingt, dass der Infekt wirklich auskuriert wurde.

CHRONISCHE STREUHERDE

Letztendlich kann der infektiöse Prozess in irgendeiner Nische des Körpers, die uns nicht bekannt und keiner Therapie zugänglich ist, weiter schwelen. Man könnte diese Situation mit dem Behandlungsverlauf eines Zahnherds erklären. Entferne ich den Herd, der eine Teilursache oder Primärursache für das Rheuma darstellt, so muss eine Besserung des Krankheitsbildes auftreten, wenn der Herd eine klinische Bedeutung hatte. Dies bedeutet, dass die Bildung von Giftstoffen im Zahnbereich zum Stillstand kommt. Ebenso wird es nach der Ausheilung einer Salmonellen- oder einer anderen Infektion dazu kommen, dass die Erregergiftstoffe nicht mehr nachweisbar sind, sonst muss nach meinem Verständnis davon ausgegangen werden, dass die entsprechende Infektionskrankheit weiter besteht.

URSACHEN DER STREUHERDE

Wie schwierig jedoch die Diagnose einer solchen Erkrankung sein kann, ergibt sich aus der Fülle der potentiell krankmachenden Bakterien und Viren. Letztendlich spielt das Vorhandensein dieser oder jener Erregerart im Körper jedoch nicht immer die ausschlaggebende Rolle. Wichtig ist es, durch Aufbau und Stärkung des Immunsystems, Entgiftung und Entschlackung des Körpers und säurearme Kost den Erregern allmählich ihr Lebensmilieu zu entziehen. Denn, wie Sie an anderer Stelle dieses Buches lesen können, bedeutet eine Übersäuerung des Stoffwechsels immer auch eine erhöhte Infektionsanfälligkeit.

EINFLUSS VON ZAHNHERDEN

Vor kurzem kam eine Patientin in meine Sprechstunde, die zuvor in einer Rheumaklinik behandelt wurde. Ihr Gebiss wies mehrere tote Zähne auf und an verschiedenen Stellen am Kieferknochen bestanden Entzündungsprozesse. Auf Befragen der Patientin hatten die Mitarbeiter der Rheumaklinik empfohlen: „Lassen Sie sich um Gottes Willen Ihre Zähne nicht ziehen, das bringt alles nichts!"

Ich konnte dieser Patientin, deren Rheumabeschwerden in den Kniegelenken am schwersten auftraten, einen Fall eines Patienten demonstrieren, den ich kurz zuvor behandelt hatte. Nach entsprechender Sanierung des Gebisses, das heißt: Entfernung der toten Zähne und von - nicht nur nach meiner Ansicht toxisch wirkenden - Amalgamfüllungen, kam es bereits zu einer deutlichen Linderung der starken Entzündungs- und Schwellungserscheinung an den Kniegelenken. Eine zusätzliche Behandlung und Ernährungsumstellung hatte dann zur Befreiung von der einsetzenden Invalidität geführt.

BESSERUNG NACH ZAHNSANIERUNG

Zwei weitere Beispiele mögen für viele andere Patienten stehen.

Ich behandelte die Mutter einer Sprechstundenhilfe wegen ihrer Polyarthritis. Da die Behandlung nur zu einer mäßigen Besserung führte, setzte ich mich mit dem behandelnden Zahnarzt meiner Patientin in Verbindung, und bat ihn, nochmals eingehend den Zahnbefund zu kontrollieren. Der Kollege versicherte mir, dass dieser in Ordnung sei und auch bei einer nochmaligen Nachuntersuchung ergab sich nach Aussagen des Kollegen kein Hinweis auf eine Herdbelastung im Bereich der Zähne. Im weiteren Verlauf setzten dann jedoch an mehreren Zähnen akute Beschwerden ein, die offenkundig machten, dass doch infektiöse Zahnstreuherde vorlagen. Ein Glück, dass die Patientin diese Beschwerden bekam! Denn nach Sanierung der Entzündungsherde setzte auch eine deutliche Besserung der Rheumabeschwerden ein.

ZAHNBEFUNDE SPIELEN HEUTE KEINE ROLLE MEHR

Immer wieder erstaunt mich beim Durchlesen der Befundberichte von Rheumakliniken und Krankenhäusern, dass der Zahnbefund heute überhaupt keine Rolle mehr zu spielen scheint. Auch wenn nicht jeder kranke Zahn eine Auswirkung auf das Rheuma haben muss, führt er doch zu einer ständigen Inanspruchnahme und letztendlich zur Schwächung des Immunsystems.

KRANKE ZÄHNE SIND ZEITBOMBEN

Auf lange Sicht gesehen ist jeder kranke Zahn in unserem Körper eine potentielle Zeitbombe. Vor einigen Jahrzehnten schien das Wissen darüber ärztliches Allgemeingut zu werden. Die heutige Medizin hingegen scheint eher weniger denn je Ursachen von Krankheiten nachzuforschen.

IM RÖNTGENBILD NICHT NACHWEISBAR

Das Problem bei der Erkennung von Zahnstörfeldern ist, dass viele kranke Zähne im Röntgenbild nicht dargestellt werden. Und wenn dort Zahnherde entdeckt und die entsprechenden Zähne gezogen werden, sind es oft diejenigen, die eigentlich erhalten werden könnten. Wenn man bei einem Zahn im Röntgenbild eine bindegewebige Abkapselung (= Granulom) erkennt, ist der Krankheitsherd abgeschottet, so dass der Zahn am wenigsten Anlass zur Entfernung bietet. Sicherlich sind es nicht zuletzt die mangelnden Kenntnisse und wenig präzisen Diagnoseverfahren der konventionellen Zahnmedizin, die zur Frustration manches Rheumatherapeuten geführt haben mögen.

VERMEIDUNG EINER ÜBERTHERAPIE

Eine erfolgreiche Rheumatherapie ist jedoch ohne einen Zahnarzt mit Kenntnis der entsprechenden Zusammenhänge und Möglichkeiten einer subtilen Herddiagnostik zumindest in einem Teil der Fälle kaum denkbar. Auf der anderen Seite gilt es, eine Übertherapie zu vermeiden; eine Entfernung aller Zähne ohne zwingenden Grund kann genauso wenig Sinn einer Behandlung sein. Wie schwer indes auch bei subtiler Sachkenntnis die Diagnostik von Zahnerkrankungen ist, mag Ihnen dieser Fall demonstrieren.

DAS BEISPIEL EINER ZAHNÄRZTIN

Dr. G. R-B., Zahnärztin, ca. 40 Jahre alt, war an einem schweren Gelenkrheuma erkrankt. Das Halten eines Zahnbohrers war unmöglich geworden und die entzündeten Kniegelenke machten ein Treppensteigen äußerst beschwerlich.

Die Beweglichkeit der Schultergelenke war schmerzhaft eingeschränkt. Die Patientin hatte ein vermutlich medikamentös bedingtes Leber- und Nierenversagen erlitten, außerdem bestand eine Herdbelastung der Gallenblase, die immer wieder zu schmerzhaften Oberbauchbeschwerden und verstärkten Gelenkreaktionen führte. Die Untersuchung an einer Universitätsklinik hatte noch keinen sicheren Anhalt für Polyarthritis ergeben.

TYPISCHE KRANKHEITSSYMPTOME

In meinen Augen war das Symptomenbild jedoch geradezu typisch für diese Erkrankung. Wie ich schon erwähnt habe, sind die Heilungschancen gerade bei Krankheitsbildern, die noch nicht so lange bestehen, außerordentlich gut. Als die Klinik trotz eines durchgemachten Leber- und Nierenversagens dieser Kollegin eine chemisch-medikamentöse Therapie vorschlug, suchte diese nach anderen Behandlungsmöglichkeiten.

NACH EINIGEN MONATEN WIEDER ARBEITSFÄHIG

Im Rahmen einer ambulanten Rheumabehandlung und einer Ernährungsumstellung gelang es innerhalb von vier bis fünf Monaten die Arbeitsfähigkeit dieser Patientin, deren Krankheitsverlauf mit ziemlicher Sicherheit drohte, chronisch zu werden, so weitreichend zu bessern, dass sie ihrem Beruf wieder in vollem Umfang nachgehen konnte.

URSACHE: EITERHERD!

Allerdings waren geringfügige Restbeschwerden an verschiedenen Fingergelenken zurückgeblieben, die an Intensität nur 5% der früheren Beschwerden entsprachen. Diese klangen erst ab, nachdem es gelungen war, unter einem Weisheitszahn einen Eiterherd ausfindig zu machen und auszuräumen. Unmittelbar nach der Sanierung dieses Entzündungsherdes verschwanden die Restbeschwerden.

Wenn klinische Rheumatologen auch nach Kenntnis solcher Fälle, von denen sich beliebig viele anführen ließen, immer noch den Zahnherden keinerlei Bedeutung beimessen, so kann das nur als ein erhebliches Manko unserer „zivilisierten" Medizin bezeichnet werden. Nur durch eine ursachengemäße Behandlung kann letztendlich eine dauerhafte Heilung erreicht werden

NAHRUNGSMITTELALLERGIEN ALS AUSLÖSER VON RHEUMASCHÜBEN?

Mit dieser Frage sind wir bei einem Kardinalproblem für die entzündlich - rheumatischen Erkrankungen überhaupt angelangt: dem Einfluss der Ernährung auf diese Erkrankungen. Wie schon erwähnt, lehnt die konventionelle Medizin ja diese These als wissenschaftlich nicht bewiesen ab. Demzufolge beschäftigt sie sich auch kaum mit dem Problem des wichtigen Einflusses der Nahrungsmittelallergien auf das entzündliche Rheuma. Den enormen Stellenwert der Nahrungsmittelunverträglichkeiten auf die Aktivität der Rheumaerkrankungen werden wir noch weiter herausarbeiten.

KAPITEL 8

Fasten ist das Messer
des Internisten.

RHEUMA UND FASTEN - WIE
HEILT DIE NATUR?

Welche Überlebenschancen hätte ein Mensch, mit Arthrose oder Arthritis in freier Wildbahn, wo es noch Raubwild wie Bären, Wölfe, Giftschlangen, Löwen und Tiger gibt? Wohl nur geringe! Die Natur würde scheinbar grausam das Kranke vom Gesunden selektieren. Gleichwohl gäbe es unter Lebensbedingungen in der freien Wildbahn jedoch die Mehrzahl unserer heutigen Erkrankungen nicht. Die Natur kennt Arthrosen, die zu einer Gehbehinderung führen, so gut wie nicht, es sei denn als Folge eines Unfalls oder einer Verletzung. Eine Arthritis wird nur dann auftreten, wenn verkehrte Ernährung oder chronische Entzündungen den Körper langfristig belasten. Die Natur kennt keinen Chirurgen, Internisten, Gynäkologen, nicht das Skalpell, nicht das Penicillin und nicht das Aspirin.

Letztendlich sind ja auch all diese Sachen entbehrlich, denn die Natur heilt mit einfachen Mitteln. Dazu gehören eine vitalstoffreiche, nicht zerkochte, verfeinerte oder raffinierte Kost, Fieber und Fasten.

Mit diesen drei Maßnahmen ist die Natur in der Lage, fast alle Krankheiten zu beherrschen. Eine Arthrose würde bei einer mineralstoffreichen Rohkost keine Chance einer Manifestation haben, eine Arthritis könnte die Natur durch Fieber und Fasten schnell bessern.

ENTSCHLACKUNG UND ENTGIFTUNG IM FASTEN

Als in der Wochenzeitschrift „Der Spiegel" vor einiger Zeit ein Bericht über das Fasten erschien, konnte man nachlesen, wie gefährlich dies sein solle. Wissenschaftler eines Max-Planck-Institutes hätten bei intensiven Forschungen keine Schlackenstoffe im Körper feststellen können. Nun weiß ich nicht, wo diese Herren hingeschaut haben. Wenn er fastet kann schon der Laie folgendes feststellen: Der Urin wird trüb, die Hautausdünstungen riechen intensiver, die Zunge zeigt einen dicken Belag. Was sind dies anderes als Anzeichen für ausgeleitete Schlackenstoffe?

Schon der schwedische Lebens- und Ernährungsreformer Are Waerland hat beschrieben, dass während des Fastens noch in der zweiten Woche deutlich vermehrt Natrium ausgeschieden wird. Woher kommt es beim Fasten zum Anstieg der Harnsäure, wenn nicht durch den Abbau von überflüssigem Eiweiß! Zum Teil kann man sogar beobachten, dass sich gealterte Darmschleimhäute wie die alte Haut einer Schlange streifenförmig lösen und jungen funktionstüchtigerem Gewebe Platz machen. Wenn weiter davor gewarnt wird, dass es durch das Fasten zu einem Abbau von Hirnsubstanz kommt, so mag dies besonders bei jenen der Fall sein, die auch keine Schlackenstoffe im Körper festgestellt haben!

KRANKES WIRD VERNICHTET

Wir dürfen getrost davon ausgehen, dass unser Körper unter normalen Umständen nie einen Fehler macht! Und auch in Fällen, wo wir glauben, die Natur verhielte sich falsch, verstehen wir in Wirklichkeit nur deren Regulationsmechanismen nicht. Geben wir also dem Körper die Chance, sich selber zu helfen, wird er in jeder Situation und aus jeder Notlage heraus das Richtige tun. Er wird Gewebe dort abbauen, wo es krankhaft gespeichert ist. Er wird Schadstoffe dort ausleiten, wo sie am konzentriertesten vorliegen.

SCHADET UNS DAS FASTEN NICHT?

Jede Sache erfordert das richtige Augenmaß. Niemand würde auf die Idee kommen, einem geschwächten, hinfälligen Menschen die Nahrung zu entziehen. Würde er hungern, würden wir ihm Flüssigkeit und feste Speisen reichen. Aber was hat Fasten mit Hungern zu tun? Gar nichts! Fasten bedeutet zum Wohle des Körpers für eine gewisse Zeit auf feste Mahlzeiten zu verzichten. Auch der früher obligate Fastenfreitag wurde ja nicht durchgeführt, um irgend jemand zu schaden. Von jeher wurde Fasten als ein Weg angesehen, mit seiner Seele ins Reine zu kommen. Seele und Körper aber sind untrennbar miteinander verbunden. Wer je gefastet hat, weiß, dass viele Zipperlein verschwinden, depressive Verstimmungen nachlassen und bei vielen ein regelrechter Tatendrang einsetzt.

So ist denn jene moderne Medizin, die dem Fastenden Angst vor seinem eigenen Elan machen möchte, ein Teil der Entmündigung des

Menschen! Würde Fasten wirklich schaden, hätte die Natur es nicht als eine der größten Heilmaßnahmen etabliert.

VORBEDINGUNGEN ZUM FASTEN

Unerlässlich für das Fasten ist die feste Überzeugung, etwas Gutes für seine Gesundheit zu tun. Jeder Zauderer und Zweifler sollte die Hände davon lassen! Da Fasten nichts mit Hungern zu tun hat, kann es nicht schädlich sein. Hungern bedeutet, dass die Reserven des Organismus aufgebraucht werden. Fasten dagegen heißt, den Körper von schädlichem Ballast zu befreien. Schirmen Sie sich von ungebetenen Ratgebern ab. Die irritieren Sie sowieso nur mit Äußerungen wie: „Ach, was siehst du schlecht aus! Schieb Dir mal was Ordentliches zwischen die Rippen!" Dabei gehören jene selbst zu den bemitleidenswerten Geschöpfen. Denn nie denken sie daran, ihren Kehricht vor das Haus zu kehren. Lieber bleiben sie aus Bequemlichkeit und Ignoranz von Schad- und Schlackenstoffen überschwemmt.

Befreien Sie sich also von der Ansicht von Personen , deren Geist so beschränkt ist, dass die Sie nicht verstehen. Am besten fastet es sich in einer Gruppe Gleichgesinnter (Volkshochschulen, Fastenwanderungen, Fastenkliniken) oder in einer verständnisvollen Umgebung.

WAS BRINGT UNS DAS FASTEN?

Die große Mehrzahl aller Erkrankungen kann durch das Fasten gebessert oder geheilt werden. Ein Dauererfolg bleibt uns aber nur dann, wenn wir uns frei von bisherigen Fehlern machen. Ein hoher Blutdruck senkt sich, ein niedriger Blutdruck kann durchaus höher werden, Gelenk- und Muskelbeschwerden lassen in den allermeisten Fällen nach oder verschwinden sogar, aufkommende Knoten verkleinern sich, eine vergrößerte Schilddrüse nimmt an Umfang ab, Hautausschläge reinigen sich, Tumorschmerzen lassen nach, Nieren- oder Gallensteine gehen ab, die Psyche lebt auf, der Elan nimmt zu. Insbesondere kommt es bei Ihnen als Rheumakrankem in den meisten Fällen zu einer deutlichen Besserung Ihrer Beschwerden!

WIE FUNKTIONIERT DAS FASTEN?

Der Körper schaltet von Nahrungszufuhr auf Selbstversorgung um und bezieht seine Brennstoffe daher, wo er sie im Überfluss gespeichert hat (Fettgewebe, abgelagertes Eiweiß in den Geweben). Dabei wird immer zuerst Überflüssiges und Schädliches verbrannt. Dieses ist der Grund, warum das Fasten all Ihre beginnenden Krankheiten, bessert oder behebt, sofern es nicht Mangelerkrankungen sind. Nicht das gesunde Gewebe, sondern das kranke Gewebe wird vernichtet! Da der Körper nun auch nicht mehr mit Schad- und Giftstoffen und Stoffwechselschlacken überschwemmt wird, erhält er eine echte Chance zur Regeneration. Ablagerungen in Gelenken werden verringert, geschwollene Gewebe entquellen, Zysten verkleinern sich, und durch die Ausleitung von Säureschlacken (Säure = Schmerz) lassen Ihre Schmerzen nach. Sie werden ein neuer, froher Mensch!

WAS BENÖTIGEN SIE ZUM FASTEN?

Sachen, die vor dem Fasten besorgt werden müssen:

- 40 Gramm Glaubersalz
- 1 Irrigator (Einlaufgerät)
- Frisches Gemüse aus rein biologischem Anbau, am besten Kartoffeln, Kohlrabi, Zucchini, Wirsing, Schwarzwurzeln, Brokkoli, grüne Bohnen (Karotten, Sellerie und Paprika eignen sich für Arthritiskranke nicht).
- Natriumarmes Mineralwasser (Volvic, Evian, Haderheck) oder Osmosewasser
- Kräutertee (wenn möglich aus frischen Kräutern) : Brennnessel, Schafgarbe, Löwenzahn, Salbei, Birkenblätter, Zinnkraut, Ringelblume, Spitzwegerich und andere (jeden Tee nur einzeln trinken!)
- Neutralseife, Heilerde zum Zähneputzen,
- frische Küchenkräuter (Petersilie, Schnittlauch, Dill, Kresse, Beifuß etc.)
- Ggf. Blaugrünalgenpulver (z.B. Spirulina Spezial) zur besseren Entsäuerung (basisches und am stärksten entsäuerndes natürliches Ergänzungsmittel); dadurch können durch starke Säureflut auftretende Reaktionen (Schmerzen, Harnsäureanstieg, Herzklopfen usw.) besser abgefangen werden. Menge: bis zu 3 x 1 Esslöffel.
- Ggf. Yucca-Kapseln (z.B. Yucca Spezial, ab dem zweiten Fastentag zu nehmen; am ersten Fastentag wird ja Glaubersalz

genommen), wirken im Fasten stark darmreinigend (Emulgatoreffekt) und durch den ca. 50%igen Saponingehalt stark toxinbindend.

WAS BENÖTIGEN SIE NICHT ZUM FASTEN?

Bohnenkaffee und Schwarztee, Honig und Sirup, Fertigsäfte, Brühwürfel.

PRAKTISCHE DURCHFÜHRUNG DES FASTENS

Entlastungstage.

Dem Fasten sollten auf jeden Fall ein, besser mehrere Entlastungstage voraus gehen. Diese Entlastungstage sollten nicht, wie in den Fastenbüchern empfohlen, mit Molke, Sauerkraut, Sauerkrautsaft, Obstsäften, Obst (Übersäuerung durch saures Obst!) durchgeführt werden, sondern am besten in Form von Hirsetagen (mit Gemüse) oder in Form von Rohkosttagen auf der Basis von Gemüsen, Keimlingen und Buchweizen.

Ein Rohkosttag könnte wie folgt aussehen:

Morgens: Buchweizenmüsli aus Buchweizen, Sahne und einem Stück säurearmem Obst

Mittags: Eine Handvoll Keimlinge, Rohkostsalat aus Kohlrabi, Radieschen, Gurke oder Rotkohl (nur mit Öl oder mit Sahne, nicht mit Essig zubereiten!)

Nachmittags: Eine Handvoll Haselnüsse, Pistazien, Mandeln oder ein Stück nicht saures Obst (keine Mahlzeit mehr nach 17 Uhr, da es sonst vermehrt zu Gärungen kommt).

Fastenbeginn:

Generell muss jedes Fasten mit einer gründlichen Darmreinigung begonnen werden, deren Sinn von vielen leider nicht richtig erkannt und deswegen ignoriert wird. Der Darm ist heute bei vielen Mitmenschen und vermeintlich Gesunden so stark belastet, dass es im Fasten noch nach einer Fastenzeit von mehreren Wochen zu Stuhlentleerungen kommen kann. Fast alle Fastenreaktionen (Übelkeit, Brechreiz, Kopfschmerzen, Missmut, Antriebsarmut, Schwindel, Herzklopfen, Kreislaufstörungen), die auftreten können, sind Folgen verschiedener Darmtoxine. Nach einer gründlichen Darmreinigung sorgt der Körper dafür, dass

Fastenreaktionen weitgehend aufhören oder aber nur abgeschwächt auftreten.

Beachten Sie bitte, dass das Fasten Schwerstarbeit für Ihre Ausscheidungsorgane ist. So kommt es z.b. als Folge der heute oft recht ausgeprägten toxischen Gesamtkörperbelastung nicht selten zu einem Anstieg der Leberenzyme.

AUSSCHEIDUNGSORGANE UNTERSTÜTZEN

Unterstützen Sie Ihre Ausscheidungsorgane indem Sie die Darmgiftstoffe durch gründliche Darmreinigung weitest möglich schnell eliminieren.

Die Darmreinigung erfolgt am ersten Tag mit vierzig Gramm Glaubersalz, in einem großen Glas lauwarmen Wasser gelöst. Das Glaubersalz hat einen intensiven und nicht eben angenehmen Geschmack, deswegen sollte es zügig getrunken werden. Es empfiehlt sich, ein Glas reinen Quellwassers oder ein Glas Kräutertee (z.b. Brennnesseltee) nachzutrinken. Selten kann es bei sehr magenempfindlichen Personen zu Brechreiz oder Erbrechen kommen. In diesen Fällen kann ausnahmsweise an Stelle des Glaubersalzes ein abführender Tee (Wurzelsepp) verwendet werden.

Ab dem zweiten Fastentag führen Sie bitte täglich im Zuge einer forcierten Darmentgiftung einen Reinigungseinlauf durch. Dazu benötigen Sie einen Irrigator, der mit einem Liter lauwarmen Wasser oder Kamillentee gefüllt ist. Der Irrigator wird in Waschbeckenhöhe gestellt oder gehängt, der Endkonus (das Endstück) des Einlaufgerätes (für Darmempfindliche eingefettet) in den Darm eingeführt. Das Wasser oder den Tee lässt man nun möglichst komplett in den Darm einlaufen. Sobald ein sehr starker Entleerungsdruck einsetzt, wird der Darminhalt mit seinen Gift- und Schlackenstoffen in die Toilette entleert.

Welch eine Wohltat! Gleichzeitig gehen bei geblähtem Darm eine Vielzahl von Winden ab.

Sollten wie oben beschrieben während der Fastenzeit Fastenreaktionen auftreten, machen Sie unverzüglich einen weiteren Reinigungseinlauf und Sie werden sehen, wie Herzklopfen, Kreislaufstörungen, Kopfschmerzen etc. schnell verschwinden.

Deutlich weniger Fastenreaktionen durch Rückresorption von Toxinen treten auf, wenn täglich 2 x 1,5 g Yucca Pulver (entsprechend 2 x 3 Kapseln „Yucca Spezial") mit Flüssigkeit eingenommen wird. Diese pulversierte Wurzel der Yuccapflanze besitzt aufgrund seines hohen Saponingehalts (ca. 50%) die stärkste entgiftende (toxinbindende) Wirkung aller natürlichen Präparate und bewirkt eine intensive Darmreinigung (Emulgatoreffekt).

Unabhängig vom Fasten kann durch das Yuccapulver auch fast jede schwerwiegende (auch therapieresistente) Verstopfung oder nahezu jeder chronische Durchfall behoben werden.

FASTENGETRÄNKE:

Entgegen den allgemeinen Fastenempfehlungen sollten Rheumakranke mit Entzündungen (Polyarthritis Bechterew, entzündlichem Weichteilrheuma) keine sauren Getränke, also keine Obstsäfte, keine Molke, keinen Kombucha oder keinen Sauerkrautsaft verzehren. Durch solche Getränke wird der ohnehin schon übersäuerte Kranke noch weiter übersäuert. Dabei wollen wir ja gerade durch das Fasten die Säureschlacken aus dem Körper entfernen. Auch Honig und andere Süßungsmittel sind im Fasten zu meiden, da hierdurch vermehrt Rheumaschmerzen auftreten! Durch solche und ähnliche Fastenfehler haben sich Rheumatiker mitunter schon mehr Beschwerden eingehandelt, als vorher.

Auch möglicherweise allergieauslösende Gemüsesorten (besonders Karotten, Sellerieknollen und grüne Paprika) dürfen nicht zur Herstellung der Gemüsebrühe verwendet werden, da sonst sogar Rheumaschübe auftreten können. Schon häufig haben mich fastende Rheumakranke angerufen und über starke und anhaltend zunehmende Rheumaschmerzen geklagt, wenn sie die genannten Empfehlungen nicht eingehalten haben. Und Sie wollen doch, dass es Ihnen besser geht!

ZU EMPFEHLEN SIND FOLGENDE GETRÄNKE:

Tees aus Brennnesseln, Birkenblättern, Zinnkraut oder Teufelskralle, jeweils einzeln getrunken und - wann immer möglich - von frischen Pflanzen.

Eine Gemüsebrühe könnte aus einem Kilogramm kleingeschnittenem Gemüse hergestellt werden; geeignet sind: Kartoffeln, Kohlrabi, Zucchini, Brokkoli, Schwarzwurzeln, grüne Bohnen, grüne Erbsen, jedoch nicht mehr als zwei bis drei verschiedene Sorten, die man in 1,5 - 2 Liter Wasser gar kocht und mit frischen Kräutern (Schnittlauch, Petersilie, oder andere) würzt. Der Gemüsesud (abgegossene Brühe) wird in kleinen Schlucken über den Tag verteilt getrunken.

Die Trinkmenge - einschließlich Kräutertee und Quellwasser - sollte idealerweise täglich 2,5 bis 3 Liter und auf gar keinen Fall weniger als 1,5 Liter betragen!

Im Fasten beobachten wir eine enorme Säureflut mit starkem Abfall der pH-Werte im Urin und extreme Anstiege der Harnsäurewerte im Blut.

Das Fasten kann für den Körper wesentlich harmonischer gestaltet werden, wenn ausreichend Gemüsebrühe und zur Unterstützung der Entsäuerung das sehr basische Blaugrünalgenpulver („Spirulina Spezial", bis zu 3 x 1 Esslöffel) verwendet werden. Das ganze Fasten verläuft harmonischer und Kopf- und Gelenkschmerzen, Verstimmungszustände, Herzklopfen und Schwindel treten dann viel seltener auf.

NEGATIVE FASTENREAKTIONEN

Wie erwähnt, können in Einzelfällen Übelkeit, Brechreiz, Schwindel, Herzklopfen, Missmut und andere Symptome auftreten. Machen Sie unverzüglich einen Reinigungseinlauf, selbst wenn Sie an diesem Tag schon einen Einlauf vorgenommen haben. Meist klingen die Beschwerden dann sehr schnell ab. Auch Gelenkbeschwerden können für ein bis zwei Tage verstärkt auftreten. Sollten sie länger anhalten, kontrollieren Sie, ob Sie alle obigen Anweisungen strikt befolgt haben.

Merke: Jede Gelenkreaktion, die nicht innerhalb von zwei bis drei Tagen abklingt, ist verdächtig auf fehlerhafte Fastendurchführung.

POSITIVE FASTENREAKTIONEN

In der großen Mehrzahl aller Fälle werden Sie hingegen zu jenen 90 bis 95 % der Rheumakranken gehören, die durch das Fasten eine deutliche Besserung der Gelenkbeschwerden erreichen, die bis zur Beschwerdefreiheit führen kann. In den verbleibenden 5 – 10 % der Fälle müssen wir davon ausgehen, dass das Rheuma nichts mit Ernährungseinflüssen zu tun hat, sondern überwiegend auf anderen Faktoren beruht. Des weiteren werden Sie in vielen Fällen beobachten, dass Sie sich physisch besser fühlen, elan- und schwungvoller werden, dass Ihre Depressionen verschwinden, Ihre Schaffensfreude zunimmt, Ihr Schlafbedürfnis geringer wird.

Ein Hypertonus (hoher Blutdruck) normalisiert sich ebenso wie ein Hypotonus (krankhaft erniedrigter Blutdruck). Wasseransammlungen in den Beinen werden ausgeschwemmt, die Haut straffer, die Gesichtsfarbe frischer. Leiden Sie an Heuschnupfen oder Asthma, so wird Ihnen nahezu immer weitreichende Besserung zuteil.

MEDIKAMENTE IM FASTEN

Nicht alle Medikamente können sofort oder schlagartig abgesetzt werden. Jedoch können Rheumaschmerzmittel wie *Voltaren, Amuno Felden, Aspirin* und viele andere je nach Ausmaß der Beschwerdebesserung reduziert oder abgesetzt werden. Auch das Cortison kann möglicherweise mit Absprache des Arztes in kleinen Schritten reduziert werden. Änderungen in der Dosierung von Basistherapeutika (Gold, Resorchin, Azufildine und andere) gehören unbedingt in die Hand des Arztes. Blutdrucksenkende, entwässernde und zahlreiche andere Medikamente müssen oder können im Fasten reduziert und/oder abgesetzt werden. Hierzu bedarf es der Erfahrung des Fastenarztes.

FASTENDAUER

Ohne eine entsprechende Betreuung sollte eine Fastenzeit von einer Woche nicht überschritten werden. Allerdings kann das Fasten, aus welchen Gründen auch immer, jederzeit beendet werden. Bei Rheumaerkrankungen können Fastenzeiten von 2 bis 3 Wochen durchaus sinnvoll sein, auch längere Fastenzeiten darüber hinaus sind möglich, wenn der Fastende in der Obhut eines Therapeuten bleibt. Sinnvoll sind längere Fastenzeiten aber nur, wenn der Fastende noch eine weitere, allmähliche Besserung seiner Beschwerden spürt. In der Regel bessern sich leichte bis mittelstarke Rheumaschmerzen schon in einer Woche deutlich. Bei starken Rheumaschmerzen können Fastenzeiten bis zu drei Wochen bei geeigneten Voraussetzungen sinnvoll sein.

KÖRPERPFLEGE IM FASTEN

Sie werden schnell feststellen, dass Ihr Körper während des Fastens über alle Poren Schlackenstoffe ausscheidet: Hautausdünstungen werden intensiver, Ihr Urin riecht strenger, Ihre Zunge wird dick belegt sein. All das sind Ihre Giftstoffe!

Kurze Kaltwaschungen bei bettwarmem Körper, kräftige Trocken-bürstenmassagen (erst rechter Fuß bis zur Herzhöhe, dann linker Fuß bis zur Herzhöhe, dann rechter Arm bis zum Herzen, dann linker Arm bis zum Herzen), jeden Morgen einige Minuten Gymnastik, sowie lange Spaziergänge und/oder Fahrradtouren unterstützen Ihre Entgiftung, aktivieren Ihren Kreislauf und beflügeln Ihre Seele. Sie werden merken, dass ein Leben ohne Zigarette und Kaffee möglich ist. Und es tut Ihnen gut!

Ein feuchtwarmer Heublumenwickel für die Leber, mittags oder abends für 20 Minuten aufgelegt, hilft dem Organ seine Schwerstarbeit im Rahmen der Entgiftung besser zu bewältigen.

WIE ERHALTE ICH MEINE FASTENERFOLGE?

Viele Fastende stellen fest, dass ihre alten Beschwerden manchmal nach Tagen, sonst nach Wochen oder Monaten Zug um Zug wiederkehren, sobald sie wieder in ihren alten Trott verfallen. Daher sollten die Ernährungsrichtlinien, die Sie im Ernährungskapitel finden, für Sie auf Dauer gelten! Ihr Körper zieht Sie für die Summe Ihrer Fehler zur Rechenschaft.

Am schwierigsten ist es für die Arthritispatienten, ihren Fastenerfolg auf lange Sicht zu bewahren. Denn bei ihnen spielt nicht nur der Säuregehalt der Nahrungsmittel, sondern auch die Verträglichkeit der Kost unter Allergieaspekten eine entscheidende Rolle. Ein einziges, stark unverträgliches Nahrungsmittel kann zu deutlichen Rheumabeschwerden oder einem Rheumaschub führen. Auch wenn Sie dies in keinem Rheumabuch nachlesen können, kann man tagtäglich beobachten, dass der Arthritiker ein Allergiker ist und daher die Auswahl seiner Nahrungsmittel besonderer Sorgfalt bedarf. Deswegen ist der Aufbau der Kost in den Aufbautagen nach der Fastenzeit für ihn besonders wichtig.

SCHMERZREAKTIONEN NACH UNVERTRÄGLICHEN NAHRUNGSMITTELN

Die üblichen Empfehlungen der Fastenbücher werden für Sie wenig hilfreich oder sachdienlich sein.

Am zweckmäßigsten ist es, während der Aufbautage jeden Tag nur ein bis zwei „neue" Nahrungsmittel zu sich zu nehmen, um die individuelle Verträglichkeit der Kost genauestens prüfen zu können. Solange keine Verstärkung irgendwelcher Schmerzen auftritt, werden Nahrungsmittel gut verträglich sein und können langfristig im Ernährungsplan weiter berücksichtigt werden.

Tritt aber nach dem Genuss eines neu in den Plan aufgenommenen Nahrungsmittels eine Gelenkreaktion mit Schmerzen, Steifigkeit oder Schwellungen auf, so sind diese Lebensmittel auf Dauer aus dem Kostplan zu streichen. Häufig sind es Ihre Lieblingsnahrungsmittel! Denn, würden Sie diese nicht so oft oder täglich gegessen haben, wären Sie ein gesunder Mensch geblieben.

TESTMAHLZEITEN

Verschlimmerungen nach Probemahlzeiten können innerhalb Stunden, kaum je später als einen Tag danach auftreten. So könnte Ihr Nahrungsaufbau nach dem Fasten aussehen:

1. Tag: Mehrere Stück Melone (Wasser- oder Honigmelone) über den Tag verteilt.
2. Tag: Zusätzlich ein Buchweizenmüsli.
3. Tag: Zusätzlich ein grüner Salat, mit kaltgepresstem Öl angemacht.
4. Tag: Zusätzlich eine Handvoll geeigneter Nüsse oder Mandeln.
5. Tag: eine Portion Hirse mit Brokkoli.
6. Tag: eine Scheibe säurefreies Fladenbrot, Hirsebrot, Reis- oder Maiswaffeln, mit Butter und frischem Gemüsen belegt.
7. Tag: Dieser Tag sollte auf Dauer ein Fastentag bleiben.

Im weiteren Verlauf können Sie jeden Tag weiter ein neues Nahrungsmittel ausprobieren. Bevorzugen Sie zuerst jene Sachen, die Sie früher nicht täglich gegessen haben. Fangen Beschwerden neuerdings an, Sie zu plagen, gehen Sie auf die Nahrungsmittel jener Aufbautage zurück, wo Sie noch keine Schmerzen hatten. Warten Sie ab, bis ein beschwerdefreier oder beschwerdearmer Zustand zurückgekehrt ist. Erst dann testen Sie weitere Nahrungsmittel aus.

Sollten Sie wie die meisten Rheumakranken vor Ihnen gemerkt haben, dass das Fasten Ihnen eine deutliche Hilfestellung war, können Sie jederzeit darauf zurückkommen, wenn Sie Ernährungsfehler begangen haben oder sich über geeignete und weniger geeignete Lebensmittel im unklaren sind.

Viele meiner Patienten, die mehrmals gefastet haben, sind in der Beurteilung der Auswirkung ihrer Nahrungsmittel immer sicherer geworden, weil sie mit jedem Fasten neue Erfahrungen über Verträglichkeit und Unverträglichkeit ihrer Kost gewonnen haben.

Einige Beispiele für die Auswirkungen von Nahrungsmittelreaktionen nach dem Fasten

Beispiel 1: Frau Z. isst als erste Probemahlzeit nach dem Fasten eine Weizensuppe. 20 Minuten nach dem „Genuss" dieser Suppe fühlt sie sich schwindelig und benommen. Diese Beschwerden hat sie früher bereits gehäuft gehabt und als Ausdruck einer Hirndurchblutungsstörung gewertet. Hier aber wurde nun deutlich, dass sie als Folge einer Weizenallergie aufgetreten sind. Wenige Stunden später setzten bei Frau Z. außerdem heftige Gelenkbeschwerden ein. Nach Verzicht auf weitere weizenhaltige Mahlzeiten allmähliche Besserung in den nächsten Tagen.

Beispiel 2: Herr H. hat folgende Nahrungsmittel bereits gut vertragen: Hirse, Reis, Haselnüsse, grünen Salat, Olivenöl, Brokkoli, Kohlrabi. Nach dem Genuss von Sellerie massiver Rheumaschub, der nach einigen Tagen wieder abklingt.

Beispiel 3: Frau G. trinkt nach dem Fasten voller Genuss ihr Lieblingsprodukt: ein Glas Buttermilch. Folge: akuter Rheumaschub an allen befallenen Gelenken!

Beispiel 4: Frau H. gibt während des Fastens in ihren Kräutertee jeweils einen Teelöffel Honig. Es kommt zu keiner Besserung der Gelenkbeschwerden. Erst als sie den vermeintlich guten Honig weglässt, klingen ihre Rheumabeschwerden ab.

Beispiel 5: Frau Z. nimmt an dem Fastenkurs ihrer Volkshochschule teil. Nach ca. 5 Tagen ruft sie mich voller Verzweiflung an! Alle ihre Gelenkbeschwerden seien schlimmer geworden. Konnte sie vorher nur mühsam laufen, ging es jetzt fast gar nicht mehr. Bei näherer Befragung gab sie an, dass sie für ihre Gemüsebrühen so ziemlich alle Gemüse querbeet verwendet hat. Nach Verzicht auf Karotten, Sellerie und Paprika im weiteren Fastenverlauf allmähliche Besserung.

Beispiel 6: Frau H. trinkt, nachdem es ihr durch Verzicht auf Honig während des Fastens nunmehr besser geht, ein einziges Glas Karottensaft. Ergebnis: sofort deutlich geschwollene Gelenke.

Beispiel 7: Herr Z. isst in den Aufbautagen - es ist Spargelzeit - eine Portion Spargel mit Kartoffeln. Innerhalb weniger Stunden heftige Rheumaschmerzen. Die Unverträglichkeit des Spargels liegt auf der Hand.

Sie sehen nun selber, dass zwischen der Ernährung und Rheuma sehr wohl Zusammenhänge bestehen, auch wenn die Hochschulmedizin dies auch noch so heftig abstreiten mag.

Seien Sie ihr eigener Beobachter!

Mitleid hilft nicht.

KAPITEL 9

SUBJEKTIVE
SCHMERZBEWÄLTIGUNG

Das Ausmaß, in dem wir Schmerz empfinden, ist subjektiv sehr unterschiedlich. So erleben wir immer wieder, dass Leute mit schwersten Schmerzempfindungen oft wortkarg und mit wenig Aufhebens ihre Beschwerden äußern. Dagegen beobachtet man andere Leute, die mit einer wort-, blumen- und gestikreichen Sprache vehement ihre Beschwerden schildern, obwohl ihre Schmerzen objektiv nur geringe Intensität haben. Sie können ihre Wehwehchen in allen Farben ausmalen und setzen den Therapeuten durch weitschweifige und langatmige Schilderung ihrer Beschwerden in Erstaunen.

SCHMERZWAHRNEHMUNGEN BIS HIN ZU NEUROTISCHER FEHLSTEUERUNG

Der wirklich leidende Patient dagegen ist so geschwächt und mitgenommen, dass ihm die Kraft für ausufernde Beschwerdeschilderungen fehlt. Nicht selten können Beschwerden sogar neurotische Züge aufweisen, indem sich der wirklich oder scheinbar Kranke zu sehr in seine Beschwerden ergießt, als müsse er seinen Mitmenschen beweisen, dass er sie wirklich erleidet. Allerdings erreicht er damit eher das Gegenteil.

NUR AKTIVE BEWÄLTIGUNG HILFT

So kann Krankheit bewusst oder unbewusst dazu benutzt werden, der Umwelt oder seinen Angehörigen gegenüber Aufmerksamkeit erregen und Mitleid zu erheischen, was dem Kranken jedoch letztendlich in keiner Weise dienlich ist. Denn nicht Mitleid, sondern nur aktive Bewältigung einer Erkrankung kann aus dem Dilemma chronischer Beschwerden herausführen.

Durch autogenes Training, Selbstsuggestion und Scheinmedikamente (Placebos) können gerade schwere Schmerzzustände in nicht wenigen Fällen deutlich bis zu einem gewissen Grade gebessert werden.

Neurotische Schmerzbewältigung

Personen allerdings, deren Beschwerden indes neurotisch fixiert sind, werden durch keine dieser Therapien Linderung erfahren, weil sie ja geradezu auf dem Krankheitswert ihrer Beschwerden bestehen. Das darf nun wiederum die Umwelt nicht verleiten, dem Schmerzkranken mit Desinteresse oder gar Ablehnung zu begegnen. Demgegenüber muss auch der Rheumakranke erkennen, dass ein Gesunder seine oft beträchtlichen Beschwerden nicht nachvollziehen kann.

In der Partnerschaft hohes Mass an Verständnis notwendig

So erfordert es geradezu in einer Partnerschaft ein hohes Maß an (nicht immer vorhandenem) Verständnis, die Situation des anderen zu begreifen und zu verstehen. Letztendlich soll der Rheumakranke seiner selbst wegen und nicht der Umwelt zuliebe damit beginnen, durch die genannten Verfahren wie autogenes Training, Autosuggestion oder auch gezielte Atemübungen die subjektiv gefärbte Schmerzreaktion zu verringern, um dadurch mit einer geringeren Menge an belastenden Schmerzmedikamenten auszukommen.

Selbst bei starken Schmerzmedikamenten wie Morphium geben etwa nur 75% der Behandelten eine Schmerzlinderung an. Scheinmedikamente (Placebos) bewirken, dass bereits 35% der Behandelten eine deutliche Schmerzlinderung erreichen, der Wirkung von Morphium durchaus vergleichbar.

Der Tatsache, der im Grunde genommen subjektiven Bedeutung, Wahrnehmung oder Empfindung Ihrer Schmerzen, können Sie entnehmen, dass Sie durch Trainingsverfahren gute Möglichkeiten haben, Ihre Schmerzen zu lindern und den Verbrauch Ihrer Medikamente zu reduzieren.

KAPITEL 10

Das Schicksal der Völker wird
von der Art ihrer Ernährung bestimmt.

WARUM ARTHROSE UND BANDSCHEIBENSCHÄDEN KEIN VERSCHLEISS SIND

Die Arthrose wird gemeinhin als sogenannte Verschleißkrankheit aufgefasst. Unter den vielen Zivilisationskrankheiten ist sie eine der auffälligsten.

ERSCHEINUNGSBILDER DER „VERSCHLEISSERKRANKUNGEN".

Zu typischen Anzeichen eines Verschleißes werden wir die sich allmählich entwickelnden Knorpelschäden der Gelenkköpfe und Gelenkkopfpfannen oder Randzackenbildungen und zum Teil kolbenförmige Deformierungen der Gelenke rechnen. Aber auch die sogenannten Verschleißerscheinungen der Wirbelsäule gehören hierzu, die sich durch eine Verschmälerung der Bandscheiben mit Auffaserung der Gerüststrukturen darstellen und schließlich zum Akutereignis des Bandscheibenvorfalls führen können. Ebenso gehören dazu die Deformierungen der kleinen Wirbelgelenke sowie Randzacken- und Spangenbildungen der Wirbelkörper.

SKOLIOSEN UND SCHEUERMANNSCHE ERKRANKUNG

Im weitesten Sinne wären hierzu ebenfalls noch die Deformierungen der Wirbelsäule im Sinne von Skoliosen zu rechnen, auch wenn zu dem Verschleiß noch maßgeblich eine Instabilität des Halteapparates der Wirbelsäule dazukommt. Die in der Fachsprache als „Scheuermannsche Krankheit" bezeichneten Vorwölbungen bzw. Einbrüche der Bandscheiben in die benachbarten Wirbelkörper wären hierzu zu rechnen, die besonders bei jüngeren Leuten auftreten und als Folge einer Schädigung der Grund- und Deckplatten der Wirbelkörper auftreten. Aber auch bestimmte osteolytische Prozesse, wo sich regelrecht Knochensubstanzen aus dem Geweberverband herauslösen - wiederum bevorzugt bei jungen Leuten - können im weitesten Sinne dazu gerechnet werden, auch wenn eine solche Einteilung in den Fachbüchern nicht vorgenommen wird.

ZYSTENBILDUNGEN IN DEN KNOCHEN

Im Rahmen dieser degenerativen Veränderungen kommt es teilweise sogar zu einer so weitreichenden Schädigung der Knochenstruktur, dass sich Knochenzysten bilden können - flüssigkeitsgefüllte Hohlräume in den Knochen. In diesen Fällen wurde die Knochenstruktur so weit abgebaut, dass von der eigentlichen Knochensubstanz im Bereich dieser zystischen Veränderungen nichts mehr erhalten blieb.

MINERALISATIONSSTÖRUNG

Zusätzlich zeichnen sich die erkrankten Gelenke durch einen verminderten Mineralstoffgehalt aus. Dies führt zu dem Erscheinungsbild der Osteoporose (Knochenschwund), worunter wir eine Knochenerweichung durch Schwund der Mineralstoffanteile verstehen.

Wegen der erheblichen Bedeutung der Osteoporose - besonders für Frauen, von denen zum Zeitpunkt der Wechseljahre bereits 80% unter Osteoporose leiden - wird diese zu einem späteren Zeitpunkt noch gesondert behandelt. Da sich eine Osteoporose ohnehin erst dann im Röntgenbild nachweisen lässt, wenn ca. 30% der Knochenhartsubstanz abgebaut sind, ist die Diagnose der Osteoporose ohnehin erst eine Spätdiagnose. Erst allmählich kommen neue Diagnoseverfahren in Gebrauch (Knochendichtemessungen), die ein frühes Erkennen der Osteoporose ermöglichen.

DER „VERSCHLEISS" BEGINNT FRÜH

Sie alle kennen aus dem Straßenbild die Erscheinungen der Frauen mit Gehstöcken und zumeist O-beinförmigen Gelenkformierungen, die sich dann nur noch unter Zuhilfenahme eines Gehstockes mühsam humpelnd und mit den Füßen auf dem Boden schleifend fortbewegen können. Aber auch die Zahl junger Patienten mit Arthrosebeschwerden ist ständig im Zunehmen begriffen. Insbesondere bei statisch stark belasteten Gelenken - wie zum Beispiel den Kniegelenken - manifestieren sich Arthrosen relativ früh. Recht oft kann man heute schon bei Jugendlichen arthrotische Reibegeräusche an den Knien feststellen, ohne dass sich bereits Beschwerden nachweisen ließen.

ZERSTÖRUNG DER BANDSCHEIBE

Die Häufigkeit von Bandscheibenoperationen hat bei Patienten in der Altersgruppe von 20 - 30 Jahren in den letzten Jahrzehnten immens zugenommen.

Wenn nun ein Patient unter Arthrose leidet, glaubt er mit dem Begriff „Verschleiß" auch die Ursache seiner Erkrankung zu kennen. Und wenn dann noch im Röntgenbild eine Verschmälerung des Gelenkspaltes, eine Deformierung der Gelenkköpfe und Pfannen oder eine Verschmälerung der Bandscheiben und Deformierungen der kleinen Wirbelgelenke nachweisbar sind, kommt oft die im ersten Moment logisch klingende Erklärung: „Herr Doktor, ich habe ja in meiner Jugend auch so schwer arbeiten müssen!" Das genügt den meisten Patienten, anscheinend auch vielen Ärzten als Erklärung für die Veränderungen und die dadurch ausgelösten Beschwerden.

NICHT BELASTUNG, SONDERN SCHONUNG DER GELENKE SCHADET

Und trotzdem ist eben genau das Gegenteil der Fall! Nicht durch Belastung, sondern durch Ruhe und Bewegungsarmut wird die Arthrose gefördert. Wieso wage ich eine so ketzerische These aufzustellen, die auf den heftigen Widerspruch mancher Leser stoßen wird? Sie alle wissen, wie dünn und schmächtig die Muskulatur wird, wenn man ein gebrochenes Bein für mehrere Wochen in Gips legt. Nach Entfernung des Gipses sind Sie erschrocken, wie wenig von Ihrer zuvor kräftigen und straffen Muskulatur übrig geblieben ist!

SCHWUND DER MUSKULATUR, RÜCKBILDUNG DER KNOCHEN

Die Veränderungen am Muskelgewebe können Sie mit dem Auge erfassen, die Veränderungen der Knochenstruktur weist nur der Röntgenapparat nach. Das heißt, Ruhigstellung, Inaktivität und Bewegungsmangel, sind mithin die größten Förderer von Gelenk- und Knochenschäden. Viele Leute meinen auch, ihre Gelenke wären aufgebraucht und verschlissen, weil sie so alt geworden sind. Auch dies ist letztendlich nur eine scheinbar logische Erklärung. Denn im Grunde genommen ist es schwer vorstellbar, warum der eine Mensch bis ins hohe Alter seine Knochen funktionsgerecht und ohne Schmerzen gebrauchen kann, während der andere bereits in jungen Jahren an Gelenkschäden und Belastungsschmerzen leidet.

ÜBELTÄTER SIND WIR SELBST

Ganz sicher ist es nicht so, dass die Natur den einen so belohnt dass er ein Leben lang voller Beweglichkeit ist und auch bei voller Vitalität bleibt, während der andere mit kaputten Knochen durch die Gegend laufen muss. Die Übeltäter sind wir selbst. Wie der Leser meinen Ausführungen entnehmen kann, lehne ich die Erklärung: Arthrose oder Wirbelsäulenschäden = Verschleiß, nicht nur als zu simpel, sondern als rundherum falsch ab.

UNWISSENDE ÄRZTE?

Wenn dem denn nun so sein soll, warum sagen nicht alle Ärzte: „Sie müssen sich anders (säureärmer, sprich naturgemäßer) ernähren und für mehr Bewegung und sportliche Betätigung sorgen"?

Beziehungsweise: „Warum können wir als Ärzte diese Übersäuerung im Rahmen von Laboruntersuchungen nicht erkennen?"

Ist es nicht so, dass sich Ärzte mit der Ernährung selbst in der Regel nur ungenügend auskennen und sich darüber hinaus häufig genauso schlecht ernähren wie ihre Patienten? Nicht von ungefähr kommt es, dass Ärzte im Vergleich zu anderen Akademikergruppen eher eine kürzere Lebenserwartung haben. Zahnärzte sollen 18 Jahre früher sterben als der Durchschnittsbürger! Einem Patienten Hinweise für eine sinnvolle Ernährungsgestaltung geben, heißt natürlich, dass auch der Arzt diese Hinweise befolgen muss, sonst würde er sich letztlich unglaubwürdig machen. Indem er nun anderen diese Hinweise nicht vermittelt, braucht er sie natürlich auch selbst nicht zu befolgen, was ihn von der unbequemen Umstellung seiner eigenen Lebensführung entbindet.

SÄUREWERTKONTROLLE IM URIN

Der labormäßige Nachweis einer Übersäuerung ist deswegen problematisch, weil sich wegen der außerordentlich großen Pufferkapazität (Neutralisationsfähigkeit) des Blutes eine Übersäuerung erst nachweisen lässt, wenn bereits eine lebensbedrohlicher Entgleisung unserer Stoffwechselvorgänge vorliegt. Wesentlich früher und besser kann die Messung der Säure - Basenwerte im Urin durchgeführt werden, mit der wir eine verstärkte Belastung unseres Körpers mit Säureschlacken feststellen können, die ja letztendlich weitgehend über die Nieren ausgeschieden werden müssen.

BASISCHE PH-WERTE BEI SÄUGLINGEN

Wie bei manch anderen Irrlehren in der Medizin ist es auch hier kennzeichnend, dass pathologische Urin-pH-Werte (der pH-Wert ist ein Maßstab zur Bestimmung einer sauren, ausgeglichenen oder basischen Stoffwechsellage) heute weitgehend als normal angesehen werden, während normale Werte zum Teil als pathologisch interpretiert werden. Wenn wir bei Säuglingen und Kleinkindern, deren Stoffwechsel noch nicht durch lang anhaltend verkehrte Ernährung geschädigt ist, die Urin-pH-Werte messen, so finden wir Werte, im basischen Bereich (basisch ist das Gegenteil von sauer), die einen Wert bis über 8 erreichen. Werte von 7 gelten als neutral und sind für einen Erwachsenen ebenfalls noch zu tolerieren. Auf der Säuremaßskala (je tiefer der pH-Wert desto saurer das Testsubstrat) können pH-Werte des Urin Werte von bis ca. 4,5 aufweisen.

SÄURE ZERSTÖRT DAS LEBEN

In einem noch stärker übersäuerten Milieu - unterhalb dieser Werte - wäre ein Weiterleben nicht mehr möglich. Bemerkenswerterweise sind viele chronisch Kranke dermaßen stark übersäuert, dass sie sich im untersten Bereich dieser Messwerte bewegen und normale Werte entweder überhaupt nicht mehr oder nur ausnahmsweise erreichen. Eine solche chronische Übersäuerung aber birgt das Risiko für zahlreiche weitere Gefahren für die Gesundheit, ja für unser Leben!

DIE ÜBERSÄUERUNG BEGÜNSTIGT KREBS

Nahezu alle schwerwiegenden Erkrankungen – wie überhaupt die meisten Krankheiten - treten auf dem Boden einer chronisch übersäuerten Stoffwechsellage auf, so zum Beispiel eine Krebserkrankung, die bei einer langfristig stabilen basischen Stoffwechsellage eine echte Rarität wäre. Auch nahezu alle depressive Verstimmungen sind mit einer chronischen Stoffwechselübersäuerung verbunden, und weil dies bei alten Menschen häufiger vorkommt, finden wir im höheren Lebensalter eben auch eine Häufung solch depressiver Zustände. Eine vollständige Auflistung aller Erkrankungen, die durch eine Übersäuerung begünstig werden, würden den Rahmen dieses Buches sprengen. Nähere Informationen zu diesem Thema finden Sie unter anderem indem Buch „Saure Nahrung macht krank" von Fred W. Koch (Vier Flamingos Verlag, Rheine).

AUCH SAUERSTOFF ENTSÄUERT

Wir wollen die Funktionsabläufe unseres Körpers aber nicht so einseitig darstellen, als wäre die Nahrung der einzige Einflussfaktor auf unseren Körper und die entstehenden Krankheiten. Weiter oben wurde bereits gesagt, dass Bewegung zur Vermeidung einer Arthrose unbedingt erforderlich ist, weil erst unter der statisch- dynamischen Belastung des Skelettsystems der Einbau von Mineralstoffen gefördert wird. Darüber hinaus bewirkt die intensivierte Sauerstoffaufnahme im Rahmen einer körperlichen Anstrengung neben einer Besserung der Blutzirkulation auch eine Entschlackung und Entsäuerung des Gewebes. Ich habe selber bei meinen Patienten festgestellt, dass deren pH-Werte nach längeren oder mäßig belastenden Spaziergängen deutlich besser wurden und in einzelnen Fällen sogar durchaus in den Normbereich kamen.

Das kann man unter anderem dadurch erklären, dass durch vermehrte Sauerstoffaufnahme eine bessere Belüftung der Lunge erfolgt und auch Säuren vermehrt abgeatmet werden. Aus diesem Grunde ist auch bei Krebserkrankung und Depressionen eine Bewegungstherapie nicht nur sinnvoll, sondern zum Teil auch notwendig. Einige Experten, die sich intensiv und umfassend mit allen gesundheitlichen Aspekten befasst haben, sagen sogar, dass zu optimaler Gesundheit mehrere Stunden Bewegung an frischer Luft täglich notwendig seien.

EINFLUSS DER PSYCHE AUF UNSEREN STOFFWECHSEL

Auch psychische Konflikte, Ärger, Stress und Dauerbelastungen beeinflussen unseren Stoffwechsel in erheblichem Maße negativ . Der Begriff „ich bin sauer" bezieht sich nicht nur auf unsere geistig- seelische Verfassung, sondern lässt sich wortwörtlich auf unseren Stoffwechsel übertragen. Das heißt, dass der Volksmund, der diesen Satz geprägt hat, über eine außerordentlich feine Beobachtungsgabe verfügen muss.

Bei einem Patienten, bei dem wir aus therapeutischen Gründen die bestehende Übersäuerung durch Zufuhr einer Basenmischung kompensiert haben, fiel der pH-Wert als Folge einer dienstlichen Maßregelung - was seit Jahren nicht mehr vorgekommen war - zwei Tage lang auf tief saure Werte ab, um sich dann wieder im Normbereich einzupegeln. Sie sehen also, welchen Einfluss die Psyche auf unsere Beschwerden und letztendlich einen Krankheitsverlauf hat.

STRESS, ÄRGER, PARTNERKONFLIKTE UND ANDERE DAUERBELASTUNGEN ABBAUEN!

Obwohl dies noch wesentlich mehr für andere Krankheiten - wie auch z.b. die wesentlich schwieriger zu behandelnde Polyarthritis- zutrifft, sollte für jeden Kranken die Devise sein: Lerne lachen, leben und verzeihen.

Ein Kranker der nicht lernt, sich aus dem Strudel seiner Belastungen zu befreien, wird wesentlich länger zur Gesundung brauchen. So wird Krankheitsbewältigung im Einzelfall auch bedeuten müssen, sich einen neuen Arbeitsplatz zu suchen, wenn man am alten unzufrieden ist, Partnerkonflikte nicht zu verdrängen, sondern zu bereinigen auch wenn dies in den meisten Fällen ein langer, mühsamer Weg ist. Bekanntlich ist die Umwelt - und damit auch das Verhalten unserer Mitmenschen - ein Spiegel unseres eigenen Ich. Ein Mitmensch oder Partner, dem ich missmutig oder aggressiv gegenübertrete, wird mir nicht freundschaftlich entgegenkommen. Wenn ich selbst Anerkennung, Anteilnahme und Verständnis ausstrahle und jemandem freundlich gegenübertrete, wird es dem Partner schwer fallen, mir mit Aggressionen zu begegnen.

DIE ÜBERSÄUERUNG = DAS ZENTRALE PROBLEM

Wie Sie also sehen, ist die Übersäuerung das zentrale Problem der sogenannten Verschleißerkrankungen. Also nicht das Lebensalter, sondern die Summe der Stoffwechselprozesse ist der ausschlaggebende Faktor, der dem Arthroseproblem übergeordnet ist. Eine Fehlstatik, die häufiger Begleitfaktor dieser Erkrankungen ist, manifestiert sich parallel und entsprechend dem Ausmaß der Übersäuerung. Sie ist die **Folge** der Stoffwechselstörungen und nicht der Primärfaktor der Arthrose.

EIN GELENK REGENERIERT SICH

Können Sie sich vorstellen, dass Ihr verschlissenes Gelenk nach ein, zwei oder drei Jahren im Röntgenbild wieder besser aussieht? Nein? Sie glauben das nicht? Und trotzdem ist es so, dass sich röntgenologisch nachweisbare Veränderungen an Gelenken durch sinnvolle Therapie und Ernährungsumstellung bessern lassen. Verschleiß und Gelenkdegeneration sind keine unwiderruflichen Schicksalsgegebenheiten, sondern können vom Körper innerhalb bestimmter Grenzen repariert werden.

ERSPAREN SIE SICH DAS MESSER DES CHIRURGEN

Wenn Sie früh genug Ihre Ernährungsgewohnheiten ändern, kann Ihnen fast immer jeglicher Gelenkschmerz, das Messer des Chirurgen und jegliches künstliche Gelenk erspart bleiben. Wie Sie schon gehört haben, greift Zucker Ihre Zähne an. Ihre Knochen jedoch können dem Zucker noch weniger widerstehen, da sie weniger hart sind. Jeder der Zahnschäden hat, hat auch Knochenschäden. 98% aller Bundesbürger haben Zahnschäden!

WAS HABEN ZÄHNE MIT GELENKEN ZU TUN?

Jeder Zahn weist Verbindungen zu bestimmten Gelenken auf. So wird ein Zahn der eine energetische Beziehung zum Knie hat, darauf hinweisen, dass das Knie beschädigt ist, wenn der Zahn selbst krank ist. Denn nicht von ungefähr bekommen Sie Ihre Karies zuerst an den Zähnen, die den engsten Bezug zu kranken Gelenken oder Organen haben. Ist z.B. Ihr Dickdarm krank, werden Sie Karies in aller erster Linie an den Zähnen bekommen, die energetisch mit dem Dickdarm in Verbindung stehen.

Sehen Sie sich einmal die Tabelle der Odontone, der Zusammenhänge von Zähnen und zugeordneten Gelenken an, die im Kapitel 19 abgedruckt ist. Wie Sie erkennen werden , besitzt nahezu jeder Zahn eine Bedeutung für irgendeines Ihrer Gelenke. Ist ein Zahn krank, so kann er eine Störwirkung auf das zugeordnete Gelenk haben!

Aus diesen Zusammenhängen wird zweierlei deutlich:

1. Ein kranker Zahn gibt Hinweise auf geschwächte oder gefährdete Gelenke.
2. er kann des weiteren selber zu Beschwerden in dem zugeordneten Gelenk führen.

Die Tabelle zeigt Ihnen aber auch energetische Zusammenhänge zwischen Zähnen und inneren Organen. Haben Sie Probleme mit Ihren Schneidezähnen, können ebenso Nieren, Blase, Prostata, Gebärmutter oder Eierstöcke krank oder geschwächt sein.

Leider füttern wir bereits unsere Kinder reichlich mit Zucker als Liebesersatz. Fast immer haben Babynahrungsmittelindustrie und unwissende oder ignorante Eltern dafür gesorgt, dass aus Kindern bereits kranke, übersäuerte Individuen wurden!

ZUCKER MACHT SÜCHTIG!

Das merken Sie daran, dass ein Zuckerschlecker genauso schwer zu entwöhnen ist wie ein Heroinsüchtiger. Oft beklagen Mütter, dass man Kindern doch gar nicht die Süßigkeiten entziehen könne. In der Regel waren es jedoch eben diese Mütter, welche die Abhängigkeit ihrer Kinder erst hervorgerufen haben.

Die Vollwertköstler bevorzugen stattdessen Honig und Ahornsirup. Was sind dies anderes als nahezu reine Zuckerprodukte? Sie begünstigen ebenso Karies und Knochenschäden, wie raffinierter Zucker! Dass der Weißmehlkuchen minderwertig ist, wissen Sie selber. Doch er schmeckt so gut! Auch Ihre weißen Brötchen bringen Ihre Knochen, Ihre Organe und Ihre Haut zu frühzeitiger Vergreisung.

WOLLEN SIE ZUR MUMIE WERDEN?

Wollen Sie also frühzeitig zur Mumie werden, essen Sie diese Sachen reichlich!

Können Sie sich vorstellen, dass eine Frau mit 80 Jahren noch Mutter eines gesunden Kindes wird? Wohl kaum; wissen Sie doch, dass die Wechseljahre, das Ende der weiblichen Zeugungsfähigkeit bereits häufig mit 45 oder 48 Jahren eintreten. Aber auch dieser frühe Eintritt der Wechseljahre ist Beweis unserer frühzeitigen Vergreisung. Wollen Sie frühzeitig an Organen, Gelenken und Haut altern? Essen Sie weiterhin möglichst viel Eiweiß. Es soll ja so gesund sein!

WIE VIEL EIWEISS BRAUCHT DER MENSCH?

Würde Ihnen jemand sagen, viel Zucker sei gesund, würden Sie ihm glauben? Würde jemand sagen, viel Fett sei gesund, würden Sie ihm glauben? Wenn man aber Ihnen weismacht, dass Ihnen möglichst viel Eiweiß gut tut, sind sie gerne bereit, das zu glauben. Natürlich brauchen

Sie Eiweiß! Vielleicht 60 Gramm pro Tag, vielleicht aber auch nur 35 Gramm! Die Muttermilch enthält 1,5% Eiweiß. Damit wächst der Säugling heran und verdoppelt in wenigen Monaten sein Gewicht. Um 60 Gramm Eiweiß mit der Muttermilch aufzunehmen, müssten Sie jeden Tag vier Liter davon trinken, viel mehr, als Sie eigentlich bräuchten. Zwei Liter Muttermilch mit 1,5% Eiweiß würden Sie wahrscheinlich genauso sättigen. Mangelerscheinungen würden nicht auftreten. Sie essen jedes Jahr über 100 Kilo Fleisch und Wurstwaren und sind damit als Bundesbürger der Weltverbraucher Nr. 1 für tierisches Eiweiß.

SCHÄDLICHE EIWEISSABBAUPRODUKTE

Um 1900 haben unsere Vorfahren pro Jahr 1 Kilo Obst und 14 Kilo Fleisch verzehrt. Sie hatten keine Eiweißmangelbäuche.

Eiweiß wird zu Ammoniak und Harnsäure abgebaut. Ammoniak ist eine giftige Substanz, sie muss von der Leber sofort unschädlich gemacht werden. Harnsäure dagegen wird über die Nieren ausgeschieden. Kommen Ihre Ausscheidungsorgane mit der Entsorgung dieser Ihrer Stoffwechselschlacken nicht mehr nach, werden Sie chronisch vergiftet und übersäuert.

NIERENSTEINE DURCH ÜBERSÄUERUNG

Nierensteinkranke sind übersäuerte Leute mit Steinen aus Harnsäurekristallen. Jede Nierenkolik zeigt Ihnen Ihre Diätsünden = Ernährungssünden. Jede Gichterkrankung, jede Harnsäurebestimmung weist Sie darauf hin, dass Sie sich im Eiweißgenuss mäßigen sollten. Oder glauben Sie, dass der Körper die Stoffwechselschlacken von über 100 Kilo Fleisch pro Jahr genau so gut beseitigen kann wie die von nur 14 Kilo Fleisch?

BRAUCHEN WIR DOCH TIERISCHES EIWEISS?

„Aber wir brauchen doch tierisches Eiweiß", höre ich da aus vielen Ecken. Woher, glauben Sie, nimmt die Kuh, aus deren Milch wir einen Großteil unserer Eiweißzufuhr decken, tierisches Eiweiß? Oder das Reh und der Feldhase, woher bekommen sie tierisches Eiweiß um ihre Muskulatur aufzubauen und um ihren Bedarf an Vitamin B_{12} zu decken? Müssen diese Tiere wie Kannibalen über andere Tiere herfallen? Die Antwort geben Sie sich selber!

Wir aber sollen glauben, dass es ohne tierisches Eiweiß nicht ginge. Es ist schon längst nachgewiesen, dass es auch bei alleiniger Früchte- oder Gemüsenahrung keinen Eiweiß- oder Blutmangel gibt, wenn unsere Organe gesund sind.

ZUVIEL EIWEISS VERDICKT DAS BLUT

Beschäftigen Sie sich einmal mit den Schriften über Eiweißspeicherkrankheiten von Professor Wendt. Er wird Ihnen erklären, dass eine Eiweißmast zu Eiweißablagerungen in den Gefäßwänden führt. Sie verschlacken, bekommen dickes Blut, bilden Nierensteine, werden übersäuert und schaden somit Ihren Gelenken! Denn es ist ein Naturgesetz, dass die Säuren basische Mineralstoffe gebrauchen, um als harnsaure Salze ausgeschieden werden zu können.

Je mehr Fleisch und Eiweiß Sie essen, desto mehr Säuren bildet der Körper. Diese Säuren rauben Ihrem Körper die Mineralstoffe, Ihr Knochenschwund, Ihre Gelenkdeformierungen, Ihre Wirbelsäulenverkrümmungen und Ihr körperlicher Schrumpfprozess sind vorgezeichnet.

SÄUREAUSLEITUNG IM FASTEN

Warum, glauben Sie, steigen im Fasten die Harnsäurespiegel im Blut steil an? Nicht deswegen, weil - wie der Spiegel schrieb - Ihr Gehirn schrumpft, sondern weil Ihr Körper schädliches und im Überfluss vorhandenes Eiweiß abbaut. So ist das Fasten richtig durchgeführt ein sinnvoller Reinigungs- und Entschlackungsprozess, ein Gesundbrunnen für Ihren Körper.

DOPPELT SO ALT BEI KARGER KOST

Warum, glauben Sie, wird ein Tier bei karger Kost doppelt so alt wie jenes, das ständig reichlich fressen kann? Glauben Sie immer noch, dass Sie mit viel Eiweiß gesünder leben? - Nein, Sie fördern Ihre Vergreisung und Ihre frühzeitige Mumifizierung. Schlackenstoffe des Stoffwechsels überlasten Ihren Körper. Oder glauben Sie, es fällt ihm genauso leicht, die Harnsäuren aus 100 Kilogramm Fleisch auszuscheiden, wie die von nur 14 Kilogramm?

30 MAL HÄUFIGER HERZINFARKT

Woher, glauben Sie, kommt es, dass wir heute ca. 30 mal mehr Herzinfarkte und Schlaganfälle haben, als in der Nachkriegszeit.

Prof. Wendt erklärt Ihnen, dass die Eiweißablagerungen der erste Schritt zum Herzinfarkt und Schlaganfall darstellen. Sie sehen also, nicht nur Ihre Knochen leiden. Essen Sie nur jeden Tag Ihr Fleisch weiter, wenn Sie glauben, Sie bleiben damit gesund. Wundern Sie sich aber dann nicht - falls Sie es noch können - wenn Sie zu der Vielzahl der Altersschwachsinnigen, Herzinfarkt-, Krebs-, Stein- und Gelenkkranken gehören.

Aber Milch ist doch so gesund!

So glauben Sie es zumindest. Dem „gewöhnlichen" Vegetarier - wenn Milchprodukte zu seiner Kost gehören auch Lactovegetarier genannt - unterlaufen die selben Fehler in Grün. Viel Käse, Quark und Milchprodukte verdicken sein Blut, führen zu einer Eiweißmast und übersäuern ihn. Warum, glauben Sie, wird ein mit Kuhmilch ernährtes Kind größer als ein mit Muttermilch gestilltes? Kuhmilch enthält mehr als doppelt so viel Eiweiß wie die Muttermilch. Das junge Kalb wächst viel rasanter heran, als das muttermilchgestillte Kind. Glauben Sie, dass Sie, dass wir das viele Eiweiß aus Milch, Käse und Quark ständig brauchen? Dann überfüttern Sie sich damit. Verzehren Sie statt 106 Kilogramm Fleisch dann eben 106 Kilogramm Milchprodukte. Glauben Sie nun etwa, Sie seien gesünder?

Woher bekommen wir das Kalzium?

„Ja, aber das Kalzium", sagen Sie! Dann überlegen Sie doch mal: Viele alte Leute verzehren reichlichst Milchprodukte. Woher soll deren Osteoporose (Knochenschwund) denn dann kommen? Ist es vielleicht so, dass die Milcheiweißkonzentrate wie Quark und Käse dem Körper regelmäßig Kalzium entziehen? Denken Sie mal darüber nach! Ja, sie tun es! Jedes Eiweißkonzentrat raubt dem Körper das wichtige Kalzium. In Nationen mit dem höchsten Verzehr an Milch und Molkereiprodukten finden wir gleichzeitig auch die höchsten Osteoporoseraten!

Eiweissfäulnis im Darm

Das Milcheiweiß (Kasein) wird vom Körper nicht mehr richtig resorbiert, da uns im Gegensatz zum Kalb die Labfermente fehlen . Es geht im Darm in Eiweißfäulnis über und bindet Kalzium an sich, was dann vom Körper nicht mehr aufgenommen wird. Warum kriegen

Affen, die weder täglich Milchprodukte verzehren noch täglich der Jagd auf andere Tiere frönen, keinen Knochenschwund, keinen Vitamin B_{12} - Mangel, keine Arthrosen? Erkennen Sie die Fehler unserer traditionellen Ernährungsphilosophie? Ohne zuviel Eiweiß wird Ihr Blut dünner, so rauben Sie Ihrem Körper weniger Kalzium und andere Mineralstoffe, bleiben vitaler und werden nicht frühzeitig zu einem vergreisten Organismus.

EIWEISSGEHALT DIVERSER NAHRUNGSMITTEL

Obst enthält ein bis zwei Prozent Eiweiß, Gemüse etwas mehr, bei Hülsenfrüchten sogar bis etwa 35 Prozent. Auch die Kartoffel ist recht eiweißreich. Körnerfrüchte liefern Ihnen acht bis vierzehn Prozent Eiweiß. So nehmen Sie auch mit den pflanzlichen Nahrungsmitteln noch mehr als genug Eiweiß auf. Ein Stück Fleisch oder Fisch hier und da wird Sie nicht umbringen. Gefährlich wird der Konsum dieser Nahrungsmittel erst dann, wenn er zu tagtäglichen Gewohnheit wird. Und Sie werden auch nicht sofort merken, wie Ihnen eine Krankheit droht. Dann nämlich würden Sie die Finger davon lassen. Erst nach Jahrzehnten beschert Ihnen ein solches Verhalten Krankheit: nicht nur Ihre Knochen altern allmählich, sondern auch Ihr Geist. Und an Ihrem äußeren Erscheinungsbild erkennen Sie das zuerst.

IST TIERISCHES EIWEISS DEM PFLANZLICHEN ÜBERLEGEN?

Immer wieder liest man, tierisches Eiweiß sei dem pflanzlichen überlegen, weil nur in diesem alle vom Körper benötigten (essentiellen) Aminosäuren vorkommen. Essentielle Aminosäuren kann der Körper nicht selber bilden, sondern muss sie mit der Kost zu sich nehmen. In der Tat ist es so, dass vielen pflanzlichen Nahrungsmitteln eine oder mehrere der essentiellen Aminosäuren fehlen. Trotzdem werden dem Körper auch alle notwendigen Aminosäuren zugeführt, ohne dass Sie Ernährungswissenschaftler sind, wenn Sie ein breites Angebot pflanzlicher Nahrungsmittel verzehren. Es gibt sogar Kombinationen aus pflanzlichen Nahrungsmitteln, die in ihrer Aminosäurenzusammensetzung dem tierischen Protein überlegen sind.

Seien Sie also nicht ängstlich, wenn Sie hören, man könne nur mit tierischem Eiweiß gesund bleiben.

KRANK DURCH KOHLENHYDRATE?

Der Körper benötigt ständig Blutzucker zur Energieversorgung der Muskelzellen. So ist der Zucker für die Ernährung Ihrer Körperzellen unbedingt notwendig. Aber Sie wissen auch, dass etwas, was Sie in gewissem Umfang munter hält, im Übermaß zu Krankheit führt. Es ist bekannt, dass wir heute dreißig mal so viel Diabetiker haben wie in der Nachkriegszeit. Und obwohl der Körper ständig Zucker benötigt, macht Sie doch die Zufuhr konzentrierter Zuckerstoffe krank. Sie können ständig Zuckerrüben essen, ohne davon Schaden zu leiden, essen Sie aber jeden Tag reinen Rübenzucker, Schokolade und andere Zuckerkonzentrate bleiben Krankheiten nicht aus.

DIE ZUCKERRÜBE MACHT NICHT KRANK

Was ist das besondere an der Zuckerrübe, dass diese Sie nicht krank macht? Sie enthält keinen reinen isolierten Zucker, sondern zusammengesetzte Zuckerstoffe, die vom Körper langsam abgebaut werden und Ihrem Körper so als andauerndes Brennelement für Ihren Stoffwechsel zur Verfügung stehen. Im Gegensatz dazu erzeugt die Zufuhr von reinem Zucker ein „metabolisches Strohfeuer", das sehr schnell wieder erlischt und sogar anschließend zu Unterzuckerungen führt. Sie wissen bereits, dass reiner Zucker ein großer Vitamin-Räuber ist, der auch Ihre Thymusdrüse schrumpfen lässt. Schließlich werden Sie süchtig nach dem Zucker und abhängig davon.

In der Zuckerrübe hingegen haben Sie auch wichtige Mineralstoffe für Ihre Knochen und Ballaststoffe, um Ihren Darm gesund zu erhalten.

WEISSMEHL TÖTET MADEN

Nicht viel besser als mit Zucker sieht es mit dem Weißmehl aus, das aus der Kost des durchschnittlichen Bürgers eines westlichen Landes nicht mehr wegzudenken ist. Weißmehl liefert zwar geringe Mengen an Vitaminen und Mineralstoffen, die aber in viel niedrigeren Konzentrationen vorkommen, als im Vollkornmehl. So ist der Verzehr des Vollkornmehles auf jeden Fall dem des weißen Mehls vorzuziehen. Gleichzeitig sind aber glutenhaltige Getreide (Weizen, Roggen, Hafer, Gerste, Dinkel) generell, d.h. auch in Form von Vollkornprodukten, Säurebildner. Diese Säuren müssen vom Körper aber durch Mineralstoffbestandteile wie Kalzium, Magnesium, Kalium und andere abgepuffert (neutralisiert)

84

werden. Daher entzieht eine getreidereiche Kost Ihrem Körper kontinuierlich wichtige Mineralstoffe, so dass Sie bei zu reichlicher Getreidekost auch an Ihren Knochen leiden werden. Eine Arthrose wird sich - wie bereits gesagt - nur bei einer übersäuerten Stoffwechsellage ausbilden. Und so kommt es dazu, dass viele Gesunde, die sich reichlich mit dem vermeintlich so gesunden Getreide ernähren, schließlich gelenkkrank werden.

Von einem meiner Patienten hörte ich, dass man auch Pferden z.B. nicht so viel Roggen geben dürfe, weil sie sonst Gelenkschäden bekommen. Wie Sie selber feststellen können, ob Sie übersäuert sind und welche Konsequenzen daraus zu ziehen sind, erläutere ich Ihnen zum Schluss dieses Kapitels.

OBST - EIN GUTER BASENBILDNER

In vielen Büchern der Vollwertkost und Hunderten von Illustrierten können Sie lesen, dass Obst besonders gut für Ihre Gesundheit sei. Auch saure Obstsorten, wie Zitrone gelten als Basenspender. Es wird behauptet, dass im Körper Fruchtsäuren zu Kohlendioxid abgebaut werden. Dieses wird dann über die Lunge abgeatmet.

Diese Tatsache an sich ist richtig. Aber glauben Sie, dass es für Sie unerheblich sei, wie sauer eine Frucht ist? Würden Sie mit gleicher Wonne eine saure Zitrone verzehren wie ein Stück Melone? Sicherlich nicht! Und Sie haben recht. Denn schließlich ist die Zitrone ca. 1500 mal saurer als die Melone.

MIT ROHKOST ALLE ZÄHNE VERLIEREN

In einem Ernährungsbuch berichtet der Schweizer Autor Günther darüber, wie er trotz Genusses einer hundertprozentigen Rohkost alle Zähne verlor.

Wie kann das sein, wenn wir doch hören, dass eine weitgehende Rohkost zu den gesündesten Ernährungsformen gehören soll? Ich werde es Ihnen besser erklären können, wenn Sie wissen, dass zur Kost von Herrn Günther auch regelmäßig die sauren Pampelmusen gehörten, die in seinem Garten in Florida wuchsen. Wir stellen bei der großen Mehrzahl der Bevölkerung und so gut wie jedem Arthrosekranken einen sauren Urin fest. Sie wissen bereits, dass zuviel Säuren Ihrem Körper schaden und ihn entkalken.

Säure kommt zu Säure

Wenn Ihre Körpersäfte und Gewebe bereits mit Säuren überladen sind, kann es ja nicht mehr sinnvoll sein, sie mit weiteren Säureschlacken zu belasten. Glauben Sie, es wäre der Gesundheit dienlich, wenn Sie in einen bereits sauren Bottich (Ihren Körper) noch weitere saure Säfte hineinschütten? Der Körper ist bei übersäuerter Stoffwechsellage ohnehin schon nicht mehr in der Lage sich von seinen Säureschlacken vollständig zu befreien, und jede weitere Anhäufung von Säure wird diese Stoffwechselstörung verstärken.

So ist man die Empfehlung, möglichst viel Obst zu essen zumindest dahingehend zu relativieren, dass man bei Übersäuerung die nicht oder wenig sauren Obstsorten bevorzugt. Was sind solche basischen Obstarten? Dazu gehören: Bananen, Melonen, Papayas, Avocados, Kürbisse, Mangos, Feigen und Datteln. Stark sauer hingegen sind Zitrusfrüchte, Stachelbeeren, Johannisbeeren, grüne Apfelsorten, Pflaumen, Pfirsiche, Ananas und Weintrauben sowie Sauerkirschen.

Zu den weniger säurelastigen Obstsorten gehören die schwarzen Johannisbeeren, rote, gut ausgereifte Äpfel, Himbeeren, Blaubeeren sowie Walderdbeeren.

Einen gesunden Körper nicht krankmachen

Ein sehr gesunder Organismus mit basischen pH-Werten in Urin und Speichel (näheres darüber siehe später), könnte unter Umständen auch geringe Mengen starker Säuren verkraften. Aber warum müssen wir saures Obst wählen, wenn wir viel besseres zur Verfügung haben? Warum den Stoffwechsel erst durch zu viele Säuren belasten und später mühsam versuchen, die Gesundheit zurückzugewinnen? Meine Empfehlung: Verschonen Sie Ihren übersäuerten Organismus vor sauren Früchten und genießen diese höchstens dann maßvoll, wenn Ihr Körper eine basische Stoffwechsellage anzeigt.

Mehr Infekte durch Zitrusfrüchte?

„Woher bekomme ich denn dann mein Vitamin C?", fragen mich viele, denen ich von gewissen sauren Früchten abrate. Nun: Eine Orange besitzt nach einer Woche Lagerung ohnehin kein Vitamin C mehr (nachzulesen in dem Buch Immundiät) sondern lediglich noch Fruchtzucker, Fruchtsäuren und etwas Kalium.

Da ein in der Regel übersäuerter Stoffwechsel durch den Verzehr von sauren Früchten noch mehr leidet, und eine Übersäuerung unter anderem Infektanfälligkeit begünstigt, werden Sie so sicherlich nicht vor der Grippe geschützt!

ANGEÄTZTES ZAHNFLEISCH

Selbst wenn Sie einen sehr gesunden Stoffwechsel besitzen und damit zu den ca. zwei Prozent Leuten mit sehr robuster Gesundheit gehören sollten, ätzen die starken Fruchtsäuren auch Ihr Zahnfleisch und Ihre Magenschleimhäute an, bevor der Körper sie durch die basischen Säfte der Bauchspeicheldrüse neutralisiert. Ein Zahnarzt sagte einmal zu einer Patientin, nachdem sie zuvor reichlich Obstsaft getrunken hatte: „Ihr Zahnfleisch sieht ja wie von Obstsaft angeätzt aus".

Machen Sie folgenden Versuch: Legen Sie ein Stück Fleisch über Nacht in ein Glas Coca-Cola. Was finden Sie am nächsten Tag von dem Fleisch vor? Nicht mehr viel. Legen Sie nun wiederum ein Stück Fleisch über Nacht in reinen Zitronensaft. Was finden Sie am nächsten Tag vor? Noch weniger. Diese wenigen Beispiele mögen Ihnen Hinweise zum richtigen Umgang mit dem „gesunden" Obst aufzeigen. Wählen Sie die richtigen Obstsorten, die Sie nicht zusätzlich zu stark übersäuern und die ich bereits oben genannt habe: Bananen, Melonen, Papayas, Avocados, Kürbis, Mangos, Feigen und Datteln.

ENTSÄUERUNG DURCH GEMÜSE

Kann Obst - in der richtigen Auswahl genossen - durchaus positiv für die Gesundheit sein, so gilt das erst recht für eine richtige Ernährung. Ist z.B. Obst für einen Diabetiker nicht unbedingt und in beliebiger Menge geeignet, so wird er doch mit Gemüse wesentlich besser zurecht kommen. Durch einen raschen Anstieg der Blutzuckerkurve nach Obstgenuss kommt es hier zu starken Stoffwechselschwankungen, die für den Körper nicht uneingeschränkt positiv sind.

Bei Zufuhr von Gemüsekost brauchen wir nicht zu sehr zwischen stärker und weniger stark sauren Sorten unterscheiden, weil es stark saure Gemüse letztendlich nicht gibt. Zwar sind nicht alle Gemüsesorten schon in unverdautem Zustand basisch, doch kann der Körper den leichten Säureüberhang einzelner Gemüse viel besser neutralisieren, als den unserer Früchte, von Getreide, oder gar tierischem Eiweiß.

DIE ENTSÄUERUNGSMECHANISMEN DES KÖRPERS NICHT ÜBERFORDERN

Generell gilt, dass alle Nahrungsmittel bis hin zu einem pH-Wert von ca. 6 noch nicht die Säuren/Basen- Neutralisationskraft des Körpers überfordern. Wenig saure Nahrungsmittel bis zu einem pH-Wert 5 wird der Körper einer guten Stoffwechsellage ebenfalls noch abpuffern können, wenn sie nicht überreichlich genossen werden. Alle anderen Nahrungsmittel, die einen hohen Säuregrad aufweisen, sollten nur ausnahmsweise verzehrt werden. Und auch dies nur dann, wenn der Körper nicht bereits übersäuert ist. So bleiben die Gemüse, die oben genannten nicht sauren Früchte, die basenbildenden Körnerfrüchte Hirse und Buchweizen, Soja und Amaranth die besten Grundnahrungsmittel für eine säurearme Kost.

Insbesondere der Arthrose- und Bandscheibenkranke braucht eine solche säurearme Ernährungsform, um seinen Gelenken nicht weiter Schaden zuzufügen, bzw. mit diesen Nahrungsmitteln seinem Körper die wichtigen Mineralien für den Knochenaufbau zur Verfügung zu stellen.

ROHKOST UND KOCHKUNST

Die meisten Menschen glauben, dass der tägliche Genuss erhitzter Nahrungsmittel für den Körper belanglos sei. Dabei bestehen schon längst Hinweise darauf, dass der Körper Mineralstoffe aus Nahrungsmitteln in organischer Form, d.h. so wie diese in den Nahrungsmitteln naturgemäß vorliegen, besser auswerten kann. Durch Kochen und andere Zubereitung von Nahrungsmitteln werden jedoch Mineralstoffe zum Teil vom organischen in den nicht organischen Zustand überführt und damit schlechter resorbierbar.

Dennoch haben viele von uns bereits die Erfahrung gemacht, dass sie zu bestimmten Zeiten mit Rohkost schlecht zurecht kommen.

ROHKOST SCHLECHT VERTRÄGLICH?

Ist die Rohkost deswegen schlechter verträglich? Nein, es verhält sich anders! Es ist Ihr durch verkehrte Lebens- und Ernährungsweise geschwächter Organismus, dessen Verdauungsorgane so geschwächt wurden, dass sie mit der einzig naturgemäßen Nahrungsform, der Rohkost, nicht mehr zurecht kommen.

Eine stabile Gesundheit setzt den langfristigen Verzehr von wenigstens fünfzig Prozent Rohkost (Obst, Gemüse, Nüsse, Öle, Eier oder auch rohes Fleisch und rohen Fisch) voraus. Denn durch das Erhitzen werden nicht nur Mineralstoffe in schwer verwertbare Formen überführt, sondern auch jegliche Eiweißstrukturen denaturiert. Letztendlich verzehren wir damit vollständig andere Nahrungsmittel, als die Natur sie uns anbietet.

WIE ERHITZEN?

Wenn wir schon, einen Teil unserer Kost wegen einer vermeintlichen oder wirklich besseren Bekömmlichkeit erwärmen müssen oder wollen, so gibt es auch hier wichtige Unterschiede. Das langsame Erhitzen in speziellen Kochtöpfen, deren Temperatur nicht über 43 ^{0}C steigt, erhält auch die Eiweißstrukturen der Nahrungsmittel. Solche Kochtöpfe mit Zeitschaltuhren werden von verschiedenen Firmen angeboten.

WELCHES IST DIE BESTE ROHKOST?

Auch zwischen Rohkost und Rohkost können erhebliche Unterschiede bestehen. So werden sie feststellen, dass rohes Getreide, das ja ohnehin säuert und Ihren Knochen schadet, vom Körper nur schwer verdaut werden kann. Manche Menschen bekommen Magenbeschwerden, nicht wenige Blähungen und allen werden Mineralstoffe entzogen. Lassen Sie dieselben Körner jedoch keimen, so erhalten Sie ein viel wertvolleres Lebensmittel. Durch den Keimprozess werden die entsprechenden pflanzlichen Lebensmittel nicht nur besser verdaulich, sondern der Keimprozess baut auch den Säureüberhang der Pflanzen allmählich ab. Durch das Keimen werden in besonderen Maße Vitamine, Enzyme, Chlorophyll und andere wichtige Bestandteile des Keimguts angereichert. Keime und Sprossen gehören zu der Rohkost erster Güte!

Denken Sie einmal nach: Ist Ihnen ein einziges Lebewesen bekannt, das sich tagtäglich und ausschließlich von rohen, säuernden Körner ernährt? Wohl kaum, diese Art der Ernährung wird nur vom „Verstandesmenschen" betrieben. Beobachten Sie einmal das Verhalten pflanzenfressender Tiere. Wenn ein Fasan über die Felder stolziert, so beobachten Sie in welchem Feld er sein Futter sucht. Werden Sie ihn dort finden, wo der Landwirt gerade sein Korn ausgesät hat? Nein, der Fasan sucht dort sein Futter, wo die Pflanzen bereits gekeimt sind, denn der frische, zarte Keim bekommt ihm und seiner Gesundheit viel besser. Streuen Sie einem Huhn eine Handvoll Körner vor, wird es diese picken. Dafür heißt es auch, das Huhn sei dumm. Werfen Sie dem Huhn noch eine Handvoll Keimlinge dazu und beobachten Sie, welche Nahrung das Huhn nunmehr bevorzugt.

Also: Werfen Sie jedes Ernährungs- oder Rheumabuch weg, dass Ihnen für Ihre Ernährung viel rohe Körner oder überhaupt viel säurebildendes Getreide empfiehlt.

SIND NÜSSE EINE WERTVOLLE KOST?

Zwar gehören Nüsse nicht zu den basischen Lebensmitteln; wegen ihres nicht zu hohen Säuregehaltes und vieler wichtiger Inhaltsstoffe (Magnesium, Zink, Fette u.a.) sind sie gleichwohl ein geeignetes Grundnahrungsmittel. Nüsse können dazu dienen, neben Obst, Körnerprodukten, Ölen, Butter und Sahne, den geringen Kaloriengehalt einer vorwiegenden Gemüsekost auszugleichen.

WELCHE FETTE?

Vielfach gibt es Unklarheit darüber, ob Margarine oder Butter als Fett besser geeignet sei. Viele vermeiden Butter, weil sie wegen ihrer Blutfette das Cholesterin fürchten und Margarine bevorzugen. Es ist jedoch gänzlich falsch zu glauben, durch cholesterinarme Kost den Cholesterinspiegel senken zu können. So ist z.B. trotz strengster Kost bei einer Patientin ohne Zufuhr von Nahrungscholesterinen der Cholesterinspiegel innerhalb von 4 Wochen von 310 auf nur 305 mg% gesunken. Wahrlich enttäuschend! Auch die meisten internationalen Forschungsarbeiten – und das wird Sie überraschen – konnten nicht beweisen, dass eine cholesterinarme Kost irgendeinen Einfluss auf die Serumcholesterinspiegel hat.

Auf jeden Fall ist Butter ein Naturprodukt und daher der künstlich hergestellten Margarine immer vorzuziehen. Weitere für die Ernährung geeignete Fette sind kaltgepresste Öle, die sich zum Anrichten von Rohkostsalaten bestens eignen. Achten Sie jedoch darauf, nur Öle aus Erst- und Kaltpressung zu verwenden.

WELCHE GEWÜRZE?

Gewürzmischungen - besonders Kombinationen aus einer Vielzahl exotischer Gewürze - sind nicht für jeden verträglich und sollten wegen

90

ihrer Allergiepotenz besonders von Leuten mit Arthritis vermieden werden. Bevorzugen Sie frische Küchenkräuter wie Petersilie (Vitamin C und B_{12}!) Schnittlauch, Kresse, Beifuß u.a..

DIE KUNST, RICHTIG ZU ESSEN

Die Ernährung kann noch so optimal sein: Wenden wir nicht das richtige Essverhalten an, so kann sie uns trotzdem schaden. Nicht selten traf ich Patienten an, die trotz scheinbar sinnvoller Ernährungsweise mehr kränkelten als einige andere die sich „verkehrt" ernährt hatten. Wer glaubt, er müsse reichlich von den guten Sachen essen, der irrt. Die kalorisch knappe Kost hält Ihren Körper gesund. Nicht umsonst heißt es, die Hälfte Ihres Essens ernährt Sie, die andere Hälfte den Arzt. Schon oft haben Sie gehört, dass in den Nachkriegsjahren Krankheiten, die uns heute in Massen plagen, selten auftraten. Unsere Eltern mussten sich nach dem Krieg von Kartoffelschalen ernähren und blieben damit gesund. Wir essen heute viel mehr Fleisch, Brot, Zucker und saures Obst und werden krank.

Lernen Sie wieder, mit weniger Speisen zurechtzukommen. Auch die wertvollste Kost verwandelt Ihren Körper in einen Gärbottich, wenn Ihre Verdauungsorgane sie nicht mehr bewältigen können. Sie werden kaum mehr einen Fehler machen, wenn Sie nur dann essen, wenn Sie wirklich hungrig sind und Ihre Mahlzeit beenden, bevor Sie sich voll gesättigt haben.

In einem Versuch lebten Tiere, die man immer leicht hungern ließ, doppelt solange wie andere, die man regelrecht fütterte. So könnten auch Sie möglicherweise Ihr Leben von 70 auf 140 Jahre verlängern und dabei auch noch gesund bleiben.

Wenn Sie zudem noch lernen, jeden Bissen -zigfach zu kauen und reichlich einzuspeicheln, werden Sie Ihrem Darm die Verdauungsarbeit immer erleichtern. Bei einem gesunden Darm ist fast jede Krankheit heilbar.

PILLEN STATT DIÄT

Kürzlich stand in dem Leitartikel einer medizinischen Fachzeitschrift, dass bei chronischen Erkrankungen Diäten immer weniger Bedeutung besäßen, da es für viele Erkrankungsformen heute Pillen gäbe, die strenge Diäten nicht mehr notwendig machten. Sie können Ihren Blutzucker mit Insulin, Ihren Blutfettspiegel mit Cholestyramin, Ihre Harnsäure mit Allopurinol senken, Ihre chronische Darmentzündung lässt sich mit Azulfidine und Cortison genauso behandeln wie ihr entzündetes Gelenk. Sind Sie deswegen gesund? Nein, Sie bleiben ein Kranker und werden ein Krüppel. Erstaunlich, dass die Medizin Ihnen zu Beginn der 90iger Jahre immer noch lieber Pillen als eine gesunde Ernährung empfiehlt.

SCHLUSSFOLGERUNGEN FÜR DEN ARTHROSE- UND WIRBELSÄULENKRANKEN

Ihre Erkrankung ist angegessen! Ändern Sie Ihre Ernährungsweise. Nur eine basische Kost kann Ihrem Gelenk- und Wirbelsäulenverschleiß Einhalt gebieten. Und nicht nur das: Halten Sie konsequent eine gesunde Ernährungsweise ein, können Ihre Gelenke auch stabiler werden. Natürlich benötigt eine erfolgreiche Ernährungsstrategie viele Monate und Jahre, Schäden wettzumachen, die sich über Jahre oder sogar Jahrzehnte entwickelt haben.

Die Beschwerden stärkerer Arthroseerkrankungen und Wirbelsäulenschäden lassen sich jedoch naturheilkundlich fast immer gut lindern oder sogar ganz beheben. Entscheiden Sie selbst, ob Sie für Ihre Gelenke den Chirurgen oder eine bessere Ernährungsweise wählen. Entscheiden Sie selbst, ob Sie eine Versorgung mit Prothesen oder die Ersatzteilchirurgie Ihren eigenen Knochen vorziehen wollen.

Auch wenn Chirurgen oder Orthopäden glücklicherweise heutzutage mit handwerklichem Geschick in der Lage sind, schwer zerstörte Gelenke prothetisch zu erneuern, sollte Ihnen jeder Orthopäde oder Rheumatologe der sagt, die Ernährung spiele bei Ihrer Erkrankung keine Rolle, oder auch nicht bereit ist auf Ihre diesbezüglichen Fragen und Wünsche einzugehen, Ihnen äußerst suspekt sein.

KAPITEL 11

Das Leben findet heute statt.
(L. Gast)

WIE KONTROLLIERE ICH MEINEN STOFFWECHSEL?

Wenn man der Übersäuerung des Körpers eine so große Bedeutung für den Zustand seiner Knochen beimisst, müssen Sie auch wissen, wie einfach Sie dies selber feststellen können! Hat Ihnen je ein Arzt schon mal gesagt, dass Sie übersäuert sind? Vielleicht haben Sie Glück und gehören zu jenen wenigen Prozent, die nicht übersäuert sind. Nahezu alle Ärzte sehen auch heute noch einen sauren Urin als vollkommen normal an. Kontrollieren Sie aber den Urin eines Säuglings oder gesund ernährter Kleinkinder, stellen Sie immer wieder fest, dass deren Urin basisch ist. Auch alle Lehrbücher der Medizin geben eine saure Urinreaktion als normal an.

KRANKHEIT WIRD ZUM NORMALZUSTAND

Das Krankhafte wird zur Norm erhoben! Damit wird Krankheit zu einem Normalzustand.

Wichtig ist für Sie jedoch zu wissen, dass Ihr Urin jederzeit basisch sein sollte. Nur dann können Sie auch Ihre Knochen und Wirbelsäule langfristig gesund erhalten und ohne nennenswerten Gelenkverschleiß bis ins höchste Alter voller Vitalität und Beweglichkeit bleiben.

Ein greisenhaftes Dahinschleichen im höheren Lebensalter werden Sie vermeiden oder anderen überlassen. Darüber hinaus werden Sie sich die ganz große Mehrzahl aller Zivilisationserkrankungen wie Krebs, Herzinfarkt, Schlaganfall, Hörsturz, Schwerhörigkeit, nachlassende Sehkraft, hohen Blutdruck, Zuckerkrankheit, Gicht und vieles andere ersparen.

DAS INDIKATORPAPIER

Besorgen Sie sich zur Messung des Säuregrades Ihres Urins Teststreifen für den pH-Bereich 5,2 - 7,4 (erhältlich bei 4 Flamingos Naturprodukte, Rheine). Eine Packung dieses Indikatorpapiers enthält 100 Teststreifen, die sie mit Ihrem Urin befeuchten müssen. Je nach Säuregrad des Harns kommt es zu einer Verfärbung der ursprünglich gelb gefärbten Teststreifen. Zur Interpretation dieser Verfärbung ist dem Indikatorpapier eine Farbskala beigeheftet, auf der die pH - Bereiche von 5,2 - 7,4 mit Hilfe von acht Farbfeldern dargestellt werden. Der violette Farbbereich steht für den pH - Wert 7,4 (leicht basisch). Wenn Sie bei mehreren Kontrollen am Tag (morgens, mittags, abends) eine violette Farbanzeige erhalten, ist Ihr Säure-Basen-Haushalt in Ordnung. So muss man weder Osteoporose noch Arthrose fürchten. Ein pH - Wert von 7,0 ist neutral auch damit kann Ihr Körper noch zurechtkommen.

Liegen Ihre Werte jedoch niedriger d.h. unter einem pH von 7,0, ernähren Sie sich mehr von basischen Lebensmitteln! Bei starker Übersäuerung, ist die zusätzliche Zufuhr von basischen Mineralstoffmischungen zur Entsäuerung sinnvoll, bis die Ernährung zu einer ausreichenden Stabilisierung des Säure-Basen-Haushaltes geführt hat. So regulieren Sie Ihre Stoffwechselwerte schneller ein. Glauben Sie aber nicht, Sie bräuchten nur Ihre Fehler durch Entsäuerungsmedikamente wettzumachen. Kein Mineralstoffpulver enthält diese wichtigen Elemente in einem so ausgewogenen Verhältnis, wie eine ausgewogene und vollwertige Ernährung.

ENTSÄUERUNGSSALZE

Gesundheitsreformer wie Fred W. Koch und viele andere, die sich mit saurer Nahrung befasst haben, raten häufig, jedes saure Nahrungsmittel mit Basenmischungen abzupuffern. Dies kann wohl ein Notbehelf sein, führt aber trotzdem dazu, dass Mangelzustände an wichtigen Mineralstoffen eintreten können, die in den Basenmischungen nicht enthalten sind.

Die beste Basenmischung allerdings wäre reines Knochenmehl, auch geriebene Eierschalen liefern wichtige Mineralstoffe. Diese natürlichen Mineralstoffe sind deswegen besonders wertvoll, weil sie die Mineralien in organischer, vom Körper leicht aufzunehmender und resorbierbarer Form enthalten.

NIE MEHR SAURE NAHRUNGSMITTEL?

Eigentlich schon, wenn Sie es mit Ihrer Gesundheit ernst meinen. Gleichwohl kann der Körper saure Nahrungsmittel und Getränke neu-

tralisieren, wenn die Zufuhr an basischen Nahrungsmitteln und Geträn-
ken in günstiger Relation dazu steht. Wenn einem Teil saurer Kost vier
Teile basischer Kost gegenüberstehen, kann Ihr Körper die sauren
Nahrungskomponenten noch - dank der ausreichenden Mineralstoffe
aus den anderen Nahrungsmitteln - kompensieren.

TRINKEN SIE 744 LITER MINERALWASSER!

Das würde folgendes bedeuten: Trinken Sie eine Tasse Kaffee, können Sie dieses saure Getränk durch vier Glas Mineralwasser unschädlich
machen. Besser wäre es indes, das Mineralwasser vor dem Kaffee zu
trinken. Trinken Sie also - wie der Durchschnittsbürger - 186 Liter
Bohnenkaffee im Jahr, so trinken Sie auch 744 Liter Mineralwasser!

Essen Sie wie der Durchschnittsbürger 106 Kilogramm Fleisch im
Jahr, können Sie den Säureüberhang durch etwa 424 Kilogramm Gemüse ausgleichen.

Das heißt aber noch nicht, dass Ihr Körper weiß, was er mit diesen
106 Kilogramm Fleisch pro Jahr anfangen soll. Bei schweren Krankheiten empfehle ich meinen Patienten allerdings strikt eine säurefreie Kost,
solange, bis eine wesentliche Besserung eingetreten ist. Erst dann können
säurehaltige Nahrungsmittel im geringem Umfange verwendet werden.

KAPITEL 12

Wir leben nicht, um zu essen, sondern
wir essen um zu leben.

DIE QUALITÄT UNSERER
NAHRUNGSMITTEL - DIE
QUALITÄT UNSERES LEBENS

Schön waren die Zeiten, als eine Tomate noch nach Tomate
schmeckte. Schön waren die Zeiten, als man noch Trauben ernten konnte, auf denen sich keine dicke Schicht von Insektizidrückständen finden
lässt. Schön waren die Zeiten, als man noch goldgelbe Bananen kaufen
konnte.

Was kaufen Sie heute? Unreif geerntetes Obst und Gemüse. Glauben
Sie, dass es noch denselben Gehalt an wertvollen Mineralien und Vitaminen wie früher hat?

INSEKTIZIDE LÄHMEN UNSERE GESUNDHEIT

Glauben Sie, dass die Masse der versprühten Insektenschutzmittel
nicht an Ihrer Gesundheit nagen? Die Kleinstlebewesen werden dadurch
getötet. Wir sind größer und benötigen eine größere Giftmenge! Deswegen sterben wir nicht sofort. Wir erkranken und siechen langsam
dahin, ohne die wichtigsten Ursachen zu erkennen.

Sechs Pfund reine Chemikalien nehmen Sie jedes Jahr mit Ihrer Kost
auf. Sondermüll für Ihren Körper! Überlegen Sie, ob Sie dies brauchen.
Überlegen Sie, ob Farbstoffe, Konservierungsstoffe und Insektizide Ihre
Gesundheit lähmen sollen. Wollen Sie dies nicht, vermeiden Sie all diese
Nahrungsmittel und Giftstoffe, die Sie mit Ihrer Kost aufnehmen.

PROBLEME WERDEN AUSGESESSEN

Wissen Sie, wie viele Wasserwerke wegen der insektizidbelasteten
Grundwasserverhältnisse eigentlich demnächst schließen müssten? In der
Politik werden Probleme ausgesessen. Warten Sie selber nicht, bis das
Fass übergelaufen ist. Bewahren Sie Ihre Gesundheit, indem Sie Fehler
und Schäden vermeiden. Vielleicht haben Sie einen eigenen Garten, in
dem Sie selber biologisch anbauen. Dabei lernen Sie rasch, dass auch

eine Wegschnecke ein Teil Ihres gesunden Gartens ist. In Ihrer nächsten Umgebung finden Sie Biobauernhöfe und Marktstände mit biologisch angebautem Gemüse. Bewirken Sie durch Ihre Nachfrage, dass es mehr davon gibt.

ZAUDERN UND ZÖGERN HEILEN NICHT

Zaudern und Zögern helfen uns bei der Bewältigung unserer Probleme nicht. Eine pessimistische Grundeinstellung lässt uns in unserer Krankheit verelenden. Die Natur macht uns Geschenke, die wir uns allerdings verdienen, sprich: mit unseren Bemühungen erarbeiten müssen. Wenn wir darauf warten, dass die Zeit oder ein Medikament uns allein heilt, so spiegeln sich unsere Erwartungen in der Unendlichkeit wie eine Fata Morgana.

AM ENDE STEHT DER ROLLSTUHL

Im schlimmsten Falle werden am Endpunkt unserer vergeblichen Maßnahme der Rollstuhl oder sonst ein leidvolles Siechtum stehen. Nutzen wir allerdings die Chance zur körperlichen und psychischen Gesundung, so wird am Ende ein Jungbrunnen körperlicher und geistiger Kräfte bereit stehen. Zögern und Zaudern, tausend Wenn und Aber („Ich weiß ja nicht, ob das hilft") sind die tausend Sargnägel unserer Gesundheit.

TAUSEND AUSFLÜCHTE

Die Vorstellung der meisten Menschen, Ärzte, Krankenhäuser und Heilpraktiker wären für ihre Gesundheit verantwortlich, ist deswegen irrig, weil diese ja in der Regel nicht die Krankheit verursacht haben. So vertun Sie Ihre Chancen, die allein in der Wirklichkeit liegen, aktiv an der Gesundwerdung selbst zu arbeiten und sich der Ärzte und Heilpraktiker lediglich als Weggenossen zu bedienen.

Tausend Ausflüchte suchen wir, um unser Leben nicht ändern zu müssen. „Wie soll ich denn morgens meinen Blutdruck in Ordnung bringen?" fragt der Kaffeetrinker. „Wo soll ich denn die Zeit für all das hernehmen?" fragt der Zauderer. Aber hat er nicht jeden Tag Zeit für Essen und Trinken oder Zeit um seine Fernsehsucht zu befriedigen?

GIBT ES ETWAS NEUES?

Das moderne Leben hat uns in eine Sackgasse geführt, aus der wir herausfinden müssen. Der Glaube an die moderne Technik und die Allmacht der Medikamente hat zu einer Entmündigung unseres Selbst geführt.

Immer wieder fragen Menschen ihre Ärzte: „Gibt es nicht etwas Neues?" Nahezu täglich lesen wir in den Zeitschriften darüber, dass es etwas Neues gibt. Geht es den Menschen besser? Nein! Aber der Aberglaube ist so unausrottbar wie der Glaube, das Roulett bezwingen zu können.

JA, ES GIBT WUNDERMITTEL!

Oder gibt es vielleicht doch Wundermittel? Ja, es gibt sie! Aber wir verkennen sie. Es sind eine gesunde Kost, der weitgehende Verzicht auf Chemikalien, Bewegung an frischer Luft, Verzicht auf die verführerischen Genussgifte und Schleckereien, sowie die Hilfsbereitschaft für den Nächsten, die uns selbst wieder zugute kommt. Dies alles könnte das gesuchte Wundermittel sein, nach dem wir suchen, es aber links liegen lassen. Schließlich sagt uns die moderne Medizin, dass Rheuma und Ernährung nicht zusammenhängen, und sie offeriert uns statt dessen für die Basistherapie der Rheumaerkrankungen lediglich immer neue und wirksamere chemische Präparate.

Auch wenn es falsch wäre, diese Annäherung zu verteufeln, sollten wir die Medikamente deshalb auch nicht zu unseren Götzen machen. Wenn wir krank sind oder leiden, wollen wir ein Medikament, das schnell hilft. Damit unterdrücken wir allerdings nur die natürlichen Alarmmechanismen, die uns auf unsere Fehler und Schwächen hinweisen sollen. Wir sind überrascht, dass viele Medikamente wirklich schnell helfen. Und manchmal sind wir überrascht, dass die Beschwerden nach gewisser Zeit wiederkommen und die Medikamente uns immer weniger helfen.

DORNENREICHER WEG

Gehen wir nun den anderen Weg, der dornenreicher ist, und versuchen, uns mit eigener Kraft aus dem Sumpf der Krankheiten herauszuziehen, so resignieren wir allzu leicht. Geht es uns nicht schon nach der ersten Maßnahme oder nicht doch wenigstens nach einer Woche besser, hadern wir mit unserem Schicksal, dass gar nichts helfen will. Allzu leicht vergessen wir dabei, dass wir Jahre und Jahrzehnte lang das Schicksal herausgefordert haben und nun erwarten wir, dass uns das Schicksal in den Zustand biologischer Jungfräulichkeit zurückversetzen kann. Aber nicht nur das! Wir hadern mit den Angehörigen, dem Arzt, dem Heilpraktiker ob unser verkehrten Vorstellungen. Wir zwingen uns in unseren eigenen Missmut hinein.

FRÜHE THERAPIE - SCHNELLE HILFE

Oft habe ich Patienten gesehen, deren Gelenkrheuma noch im Anfangsstadium war. Die Gelenke wurden steif, schwollen leicht an oder schmerzten bei Bewegung. Zum Teil waren diese Beschwerden erst wenige Wochen alt, manchmal wenige Monate. Wie einfach war es in den meisten Fällen, diese Beschwerden wieder auszuradieren. Nicht in einem Tag, auch nicht in einer Woche, aber vielleicht in ein, zwei oder drei Monaten.

Andererseits: Wie viele Patienten habe ich gesehen, die mit frühen rheumatischen Beschwerden in den Rheumakliniken waren. Es konnte keine Rheumadiagnose gestellt werden, Röntgen und Labor ließen sie im Stich. Eine Chance, diese Krankheit früh auszukurieren, wurde vertan. Anderthalb, zwei oder drei Jahre später wurde dann die richtige Diagnose gestellt.

Auch nach acht oder zehn Jahren eines Gelenkrheumas können uns manchmal noch fast alle Laborwerte im Stich lassen. Wollen wir aber warten bis alle Gelenke verkrüppelt sind, brauchten wir keine Ärzte zur Beurteilung dieser Krankheiten, sondern könnten die Diagnose doch einfacher der Laborassistentin überlassen.

Vielfach werden - wenn ein Rheuma an den Füßen beginnt - Einlagen, Absatzerhöhungen oder ähnliches verschrieben, ohne dass es zur Besserung kommt. Aber auch ein solcher Diagnosefehler ist für den Krankheitsverlauf oft weniger entscheidend, als eine Fehlentscheidung in der Behandlung, die nicht korrigiert wird.

ÜBERHEBLICHKEIT UND IGNORANZ ÜBER BORD WERFEN!

Dies trifft besonders natürlich für die Ernährung zu. Auch wenn sie schlechterdings kein Allheilfaktor für jede Form und jeden Schweregrad einer rheumatischen Erkrankung sein kann, so belegen doch tausendfache Erfahrungen, dass vielen Patienten damit geholfen werden konnte und kann. Wenn ein Arzt zu dieser These stehen soll, muss er allerdings reichlich biologischen Ballast, Überheblichkeit und Ignoranz über Bord werfen. Aber nicht nur das! Auch sollte er ebenfalls seine Ernährung umstellen und anderen ein Vorbild sein.

VORSICHT BEI LÄNGER ANHALTENDEN GELENKSCHMERZEN

Alle Gelenkbeschwerden, die länger als drei Wochen anhalten, lassen den Verdacht auf eine chronische Erkrankung oder Störung im Sinne einer Rheumaerkrankung zu. Das gleiche gilt natürlich auch für Beschwerden an Muskeln und Wirbelsäule. Sinnvoll und früh therapiert, verlieren sich die Beschwerden fast immer sehr schnell im Nichts.

BEDAUERNSWERTE GESCHÖPFE

Immer wieder fragen Menschen: „Muss ich denn meine Ernährung so beibehalten?" „Wann darf ich denn alles essen?"

Diese bedauernswerten Geschöpfe haben, wenn ihnen nicht der Unsinn ihrer Frage klarzumachen ist, den Sinn ihrer Erkrankung, die Fehler in ihrer Ernährung und Lebensführung nicht begriffen. Ihre Krankheit wird sie irgendwann wieder in die Knie zwingen. Eine Gesundung zu erreichen, nur um wieder so leben zu können, dass man krank wird - wo liegt da der Sinn?

EINFÄLTIGKEIT UND ÜBERHEBLICHKEIT WERDEN BESTRAFT

Und so wird von der Natur Einfältigkeit, Dummheit, Überheblichkeit, Ignoranz und Sucht fortwährend bestraft. Selbsterkenntnis, Konsequenz und Demut aber fächeln uns frischen Wind unter die Flügel, geben Auftrieb und führen zu neuen Erkenntnissen und geistiger Reifung.

Was kann eine Krankheit letztendlich für einen Sinn haben, wenn nicht den, uns auf Fehler, Sünden und Missachtungen aufmerksam zu machen. So kann eine Erkrankung uns in einem Maße reifen lassen, den wir ohne sie vielleicht nie erreicht hätten.

ANFÄLLIGKEIT BLEIBT

Weit verbreitet ist auch die Einstellung, dass die Besserung einer Krankheit ein bleibender Zustand ist. Diese Rechnung ist allerdings ohne die Natur gemacht worden.

Die Anfälligkeit - z.B. für eine rheumatische Erkrankung - bleibt ein Leben lang erhalten. Sie ist genetisch fixiert, mithin ein Teil unseres Erbgutes. Die Krankheitsereignisse können sich jederzeit wiederholen, wenn wir deren Boden neuerlich vorbereitet haben. Jeder weiß, dass ein Hexenschuss nicht nur einmal, sondern -zigmal kommen kann. Warum soll also sich auch ein Rheumaschub nicht jederzeit wiederholen können?

Und in der Tat haben die meisten Rheumakranken diese Erfahrung sehr wohl am eigenen Leibe machen müssen. Oft habe ich selber beobachtet, dass Patienten erst dann an ihre Ernährungsfehler glauben wollten, wenn es ihnen nach einem Stück Kuchen, einer Scheibe Schinken, etwas Käse oder einigen Pfirsichen deutlich schlechter ging. Die Unbelehrbaren werden in ihrem Siechtum behaftet bleiben, die anderen können nach und nach von ihrer Krankheit genesen.

MANCHERLEI IRRWEGE

Oft verzweifeln wir, wenn scheinbar nichts helfen will. „Jetzt habe ich so viel getan und nichts hilft mir!" In der Tat ist es so, dass nicht jeder Weg der direkte Weg zum Ziel ist. Wir werden Irrwege gehen und manchen Misserfolg erleiden, bevor wir unser Ziel erreichen. Aber erst wenn wir resignieren, ist unser Misserfolg vorprogrammiert. Dadurch, dass wir nicht mehr wollen, können wir kein Ziel mehr erreichen. Die Straße der Krankheit und des Siechtums wird unser Weggefährte bleiben.

ERST SCHLEICHENDE BESSERUNG, DANN TAG FÜR TAG BESSER

Als ich selber 1980 nach einem heftigen Rheumaschub in einer Universitätsklinik behandelt wurde, schien gar nichts zu helfen. Und auch als ich meine Behandlung selber mit homöopathischen Mitteln, Akupunktur und einigen anderen Maßnahmen in die Hand nahm, war ich sehr enttäuscht. Nichts wollte helfen, keine Besserung stellte sich ein! Einen Monat hatte ich mich bereits ohne jedes Anzeichen einer Besserung therapiert. Und als ich schon fast nicht mehr an einen Erfolg glauben wollte, trat er ein. Erst auf leisen Sohlen, die Psyche hellte sich auf, Depressionen und Lebensüberdruss schwächten sich ab. Welch eine Wohltat, wieder Interesse für mancherlei Dinge zu entwickeln und die Schwermut ein Stück abstreifen zu können. Fast Tag für Tag ging es bergauf und schließlich wurden auch die Schmerzen weniger, bis nach einem weiteren Monat meine Schwellungen voll zurückgegangen waren und meine Gelenke nicht mehr schmerzten. Das Auge, mit dem ich vorher nur schemenhaft sehen konnte, wurde wieder voll funktionstüchtig. Der galoppierende Rhythmus meines Herzens, hervorgerufen durch eine rheumatische Herzentzündung, flaute ab.

EIN NEUER MENSCH

Ich konnte es kaum glauben: Aus mir war ein neuer Mensch geworden!. Und trotzdem musste ich noch mehrmals im Laufe der nächsten Jahre erkennen, dass Ernährungsfehler mein Rheuma wider aufflackern lassen konnten. Einmal ärgerten mich gezuckerte Salate während eines Urlaubs, ein andermal bescherten mir zwei hastig gegessene Bratwürste neue Beschwerden. Dann waren es Nektarinen und Pfirsiche und schließlich auch ein massiver Darminfekt.

Kein Krankheitsbild ist so vielschichtig und reagiert auf eine Behandlung so unterschiedlich wie das Rheuma. Gelegentlich - wenn auch seltener - haben wir schwere Krankheitsverläufe beobachtet, bei denen sich das Krankheitsbild nach vielen Monaten - Frust und Resignation begannen sich bereits breitzumachen -, innerhalb weniger Tage deutlich besserte. Nicht selten habe ich es auch erlebt, dass just in jenem Moment, als der Kranke selbst nicht mehr an eine Besserung glaubte, von einer Behandlung zur nächsten eine erhebliche Besserung der Beschwerden auftrat,.

EIN ENDGÜLTIGER MISSERFOLG IST SELTEN

Nur sehr selten wird es Krankheitsbilder geben, die allen Bemühungen widerstehen. Mag es in einem Fall sehr schnell gehen, im anderen Fall etwas gemächlicher und in schweren Fällen gelegentlich auch langsam, so wird eine Besserung doch bei Beharrlichkeit und Konsequenz selten ausbleiben.

Oft liegt es auch nicht am Therapeuten, wenn der Erfolg auf sich warten lässt. Viele Menschen tun sich erst schwer, ihre Lebensführung so zu ändern, dass sie ihrer Krankheit gerecht wird. Der Satz: „Jede Krankheit ist heilbar, aber nicht jeder Kranke" zeigt die Bedeutung unserer eigenen Bemühungen. Aufgeschlossenheit und Konsequenz, aber auch die richtigen therapeutischen Maßnahmen sind erforderlich.

Kaum eine Erkrankung verlangt einem Arzt - aber auch dem Betroffenen - soviel Erfahrung und Hartnäckigkeit ab wie ein Rheuma. Viele Fachärzte, die sich Rheumatologen nennen, können die Krankheiten ihrer Patienten nur mit chemischen Mitteln und Operationen beherrschen. Wenn ein Facharzt sein Fach und auch seine Aufgabe wirklich versteht, sollte er Patienten nicht nur behandeln, sondern auch heilen können. Das dies nun nicht in jedem Fall gehen mag, liegt auf der Hand. Aber dort wo Ernährung und Naturheilkunde keinen Platz finden, wird Heilung zur Ausnahme .

SYMPTOMENKURIEREREI ANSTATT BEHANDLUNGSERFOLG

Die Besserung von Symptomen ersetzt den eigentlichen Behandlungserfolg. Der Patient selber bleibt passives Objekt der Bemühungen und braucht lediglich noch seine Behandlungstermine einzuhalten. Vielen Betroffenen ist das so recht, und diese Leute sind bei solchen Ärzten sicher richtig aufgehoben. Aber immer mehr Menschen fragen auch nach den Hintergründen ihrer Krankheit. Sie sind unzufrieden, weil zu wenig Ärzte bereit sind, den beschwerlichen Weg einer ursächlichen Therapie zu gehen, die Fäden eines Knäuels zu entwirren und auch ihre eigenen Lebens- und Therapieauffassungen zu korrigieren.

Trotz allem kann der suchende Kranke eine Menge selber tun: Gesündere Ernährung, Entlastungskost, Fasten, reinigende Tees, aktive Bewegung, Umschläge, Wickel und Packungen, Klimakuren usw.. Der Suchende wird einen Weg finden, der Verzagte seinen Weg verzögern, und der Ungläubige ihn nie finden. Die Linderung und Heilung chronischer Krankheiten braucht Zeit. Das Wissen, dies erreichen zu können, gibt Mut - und die eingetretene Besserung Bestätigung.

KAPITEL 13

Wer recht erkennen will,
muss zuvor in richtiger Weise
gezweifelt haben.

(Aristoteles)

BESONDERHEITEN DER
ERNÄHRUNG BEI ARTHRITIS

Im 10. Kapitel habe ich schon die grundlegende Bedeutung einer säurefreien Ernährung als Schutzmaßnahme für Knochen und Knorpel besprochen. Diese Zusammenhänge finden sich natürlich auch bei anderen Rheumaerkrankungen (Arthritis, Polyarthritis, Bechterewsche Krankheit und Weichteilrheuma). Schließlich sind ja gerade die entzündeten Gelenke besonders anfällig für Knorpel- und Knochenschäden.

KNORPELSCHÄDEN TRETEN LEICHTER AUF

Ein entzündetes Gelenk leistet den üblichen Belastungen weniger Widerstand. Knorpel- und Knochenschäden treten schneller und in größerem Ausmaß auf. Ein Mineralstoffmangel würde diesen Prozess noch deutlich beschleunigen. So hat letztendlich die vitalstoffreiche und mineralerhaltende Kost bei der Arthritis einen ebenso hohen Stellenwert wie bei der Arthrose. Eine Kontrolle des Stoffwechsels - sprich des Säure-Basen-Haushaltes - mittels der erwähnten pH-Teststreifen sowie eine entsprechende Korrektur einer übersäuerten Stoffwechsellage mit säurefreier Kost sind von genauso großer Bedeutung. Trotzdem würde diese Ernährungsform für sich allein sicherlich noch viele Arthritisformen unbeeinflusst lassen.

Denn, wie ich in dem Kapitel „Polyarthritis und Bechterew - nichts anderes als Allergien?" aufgezeigt habe, ist besonders diese Krankheitsform gewissermaßen eine allergische Reaktionsform des Körpers. Das bedeutet nichts anderes, als dass ein Nahrungsmittel, das auf unseren Organismus eine allergieauslösende Wirkung hat, diese Krankheit entsprechend verstärkt. Dieser Sachverhalt kompliziert die Ernährungsführung bei den entzündlichen Rheumaerkrankungen erheblich. Denn im Gegensatz zu den sogenannten Verschleißerkrankungen müssen hier

105

nicht nur die Stoffwechselverhältnisse, sondern auch noch die Verträglichkeit der einzelnen Nahrungsmittel beachtet werden.

SCHÄDEN DURCH GETREIDE

Ich habe im Laufe der Jahre immer wieder erleben müssen, wie Arthritiskranke davon berichteten, ihre Ernährung ganz umgestellt, aber gleichwohl keine Linderung erfahren zu haben. Ihre „gesunde" Kost erwies sich bei näherem Hinsehen meistens als nur sehr oberflächlich gesund. Viele Kranke waren übersäuert, oft schon allein dadurch, dass sie zuviel Getreide aßen. Die Mehrzahl wies gestörte Magen- Darm-Verhältnisse auf, nicht selten lag auch eine Entzündung der Bauchspeicheldrüse vor. Fäulnisprodukte aus dem Darm überschwemmten den Körper und heizten das Rheuma an.

SCHÄDEN DURCH OBST

Auch die von sehr vielen praktizierte übertriebene Obstkost stellt im Rahmen der Erkrankung häufig einen wichtigen Störfaktor dar.

Vielfach herrscht die Vorstellung vor, dass man besonders viel Obst essen müsse, um die nötigen Vitamine zu bekommen. Was für ein Trugschluss! Nur wenige Menschen verstehen, dass Gemüse und Salate noch vitaminreicher als zahlreiche Obstsorten sind. Welche Aggressivität die übermäßige Zufuhr an Obstsäuren (aber auch an anderen Säuren) entfaltet, habe ich ja bereits beschrieben. Immer wieder wollten Patienten nicht glauben, dass man auch ohne Obst gesund leben kann. Und so haben viele aufgrund verkehrter Meinungen ihren Krankheiten Vorschub geleistet.

HUNDERT- UND TAUSENDMAL MEHR SÄURE

Natürlich muss man nicht jede Form von Obst meiden. Aber es ist doch leicht einzusehen, dass wir Früchte meiden, die hundert- und tausendfach saurer sind, als andere. Viele Menschen die vom hohen Wert der Rohkost überzeugt waren, was ja im Prinzip richtig ist, haben des Guten zuviel getan und sich damit Magen und Darm ruiniert. Viele bedenken nicht, dass unsere Eingeweide nicht jede beliebige Menge an Nahrung verwerten können. Das Überangebot an Rohkost muss auf ein normales Maß reduziert werden, um unserem Körper gut zu tun. Das hastige und schnelle Essen muss einem bedächtigen Kauen und Einspeicheln weichen. Denn sonst kommt es unweigerlich zu Turbulenzen in Magen und Darm mit Gärung, Vollgefühl, aufgetriebenem Leib und Stuhlanomalien.

DIE DRITTEN ZÄHNE SIND NICHT SO GUT

Die Zähne, das Zerkleinerungswerkzeug für unsere Kost, befinden sich oft in einem mangelhaften Zustand. Und mit den dritten Zähnen kaut es sich bekanntlich nicht so gut wie mit den eigenen. Selbst wenn diese Punkte berücksichtigt werden, wird die Nahrung meist noch verkehrt zusammengestellt.

Obwohl wir vielleicht glauben mögen, dass unsere Kost täglich möglichst vielseitig sein sollte, ist gerade dieser Gedankengang ein Trugschluss und wird zum Krankheitsfaktor ersten Ranges. In gewissen Bereichen unterliegt die etablierte Vollwertkost trotz bester Vorsätze zumindest zum Teil ebenso gravierenden Fehlern, wie die Zivilisationskost. Darauf dass die reichliche Zufuhr von tierischem Eiweiß krankheitsfördernd ist, haben wir schon an anderer Stelle hingewiesen.

EIWEISSMAST DURCH MILCHPRODUKTE

Die heute am häufigsten empfohlene Kostform für Vegetarier ist eine pflanzliche Kost unter Zufügung von Milcheiweiß (Laktovegetarismus). Aber gerade durch den Verzehr von zuviel Milcheiweiß wird eine regelrechte Eiweißmast betrieben, die eine sogenannte „Normalkost" mit ihren Unmengen an Fleisch oft genug weit in den Schatten stellt. So nimmt der Laktovegetarier rasch doppelt so viel Eiweiß auf, wie der Normalköstler. Bestimmte Käsesorten liefern mit einem Eiweißanteil von ca. 40% nahezu zweimal so viel Eiweiß, wie Fleisch (20%) . Nur der reine Vegetarier, der sich weitgehend ohne Milcheiweiß ernährt (auch als Veganer bezeichnet), weist eine geringere Eiweißzufuhr auf, als ein Normalköstler. Auf das Krankheitsgeschehen bei Polyarthritis und Bechterew macht sich das Milcheiweiß häufig noch wesentlich negativer bemerkbar als die Zufuhr von Fleisch.

Warum ist das so?

WIESO SCHADEN NAHRUNGSMITTEL?

Auf den ersten Blick mag es uns als grober Fehler der Natur erscheinen, dass wir durch Nahrungsmittel krank werden können. Hätte es die

Natur nicht so weise einrichten können, dass wir alle Nahrung gut vertragen?

Zuallererst dürfen wir nicht vergessen, dass vieles, was wir in unserer Ernährung tagtäglich tun, eher unnatürlich ist.

Unnatürliche Nahrungsmittel

Einleuchten wird es noch jedermann, daß Zucker, Weißmehl, Schinken, Schokolade, Konserven mit Natur nicht das geringste zu tun haben, sollte jedermann einleuchten. Anders sieht das allerdings bei Quark, Käse, Buttermilch und anderen Milchprodukte aus – fast jeder geht davon aus, dass diese Nahrungsmittel „natürlich" sind.

Doch letztendlich gehören Käse, Quark und Buttermilch ebenso wenig zu den natürlichen Nahrungsmitteln, wie Konserven, Bonbons und Tiefkühlkost. Ist nicht schon der lebenslange Genuss von Milch widernatürlich? Welches Tier ernährt sich schon sein Leben lang von Milch? Mir ist keines bekannt. Dennoch meinen wir, unser Leben nicht ohne Milch fristen zu können.

Verzicht auf Kalkräuber

Ernährungsphysiologen überschütten die Bevölkerung mit der Empfehlung zum reichlichen Milchverzehr und begründen diese Ratschläge mit einer ansonsten unzureichenden Kalziumversorgung der Menschen. Aber nicht die Erhöhung der Kalziumzufuhr durch Milchprodukte, sondern nur der Verzicht auf Kalziumräuber in unserer Nahrung ist geeignet, das Problem der Kalziumversorgung optimal zu lösen.

Der Polyarthritiskranke z.B. wird durch Milcheiweiß häufig tiefer in seine Krankheit hineingezogen, als durch die meisten anderen Nahrungsmittel. Für viele Patienten wäre es wesentlich besser, sich maßvoll mit einwandfreiem Fleisch als mit reichlich vielen Milchprodukten zu ernähren. Dass man mit Milch in ihrer pasteurisierten oder homogenisierten Form kein Lebewesen wirklich ernähren kann, ist ausreichend durch Tierversuche belegt. Am Ende des Kapitels werden die Fragen nach dem Warum beantwortet sein.

Nahrungsmittel als Brennstoff der rheumatischen Entzündung

Wie schon in anderen Kapiteln erwähnt, können wir entzündliches Rheuma im weitesten Sinne als eine chronische Allergie unseres Körpers auffassen. In vielen Fällen werden akute und chronische Entzündungen ein solches Rheuma auslösen und unterhalten. Psychische Faktoren mögen es verstärken, Witterungseinflüsse es intensivieren und Organerkrankungen es aufrecht erhalten; dass Nahrungsmittel aber auf Grund von Unverträglichkeiten einen erheblichen Anteil an der Aufrechterhaltung, ja sogar Entstehung des entzündlichen Rheumas haben können, wird kaum je bedacht.

ARTHRITIS - VERSCHIEDENE URSACHEN, ABER EINHEITLICHE REAKTIONSFORM DES KÖRPERS

Die orthodoxe Medizin behandelt dieses Thema mit Scheuklappen. Letztendlich ist eine entzündliche Rheumaerkrankung so zu definieren: Gelenkschwellungen bzw. Muskel- und Organentzündungen sind nichts anderes als die einheitliche Reaktion des Körpers auf sehr unterschiedliche, schadhafte Einflüsse. Jeder der oben genannten Punkte kann auslösend oder verstärkend auf den Verlauf einer Rheumaerkrankung wirken. Dabei wirkt die Veranlagung des Menschen für diese Krankheit als übergeordneter Faktor. Wir wissen, dass in vielen Familien Rheuma gehäuft vorkommt, wenngleich dabei oft eine Generation übersprungen wird. Jeder Mensch bringt die Veranlagung für gewisse Erkrankungen in seinem Erbmaterial mit auf die Welt. Gleichwohl müssen verschiedene, weitere Ursachen in der Regel langfristig auf unseren Organismus einwirken, bevor es zum Ausbruch bzw. zum Fortbestand einer solchen Erkrankung kommt.

DAS GESTÖRTE IMMUNSYSTEM BEIM ENTZÜNDLICHEN RHEUMA

Oft ist man der Meinung, dass eine Allergie mit einem überaktiven Immunsystem einhergeht. Doch letztendlich ist diese Vorstellung nur bedingt richtig. Beinahe bei allen Allergien liegt ein Ungleichgewicht zwischen dem aktivierenden und dem hemmenden Teil unseres Immunsystems, zwischen Helfer- und Suppressorzellen, vor. Nur ein Gleichgewicht dieser Bestandteile unseres Immunsystems sichert Gesundheit. Eine Abwehrmaßnahme des Körpers, die durch unsere Helferzellen (bestimmte weiße Blutkörperchen) in Gang gesetzt wird, muss durch die Suppressorzellen (andere weiße Blutkörperchen) kontrolliert und gesteuert werden. Ist die Funktion der Suppressorzellen deutlich geschwächt, überwiegen die Helferzellen und werden in ihrer Angriffslust nicht mehr kontrolliert.

WAHLLOSE VERWÜSTUNGEN

Dies wäre vergleichbar einer Armee, deren führende Offiziere abhanden gekommen sind. Ohne entsprechende Kontrolle der Soldaten kann es zu wahllosen Verwüstungen und Plünderungen kommen. Dies ist vergleichbar dem Krankheitsverlauf des entzündlichen Rheumatismus. Die regulierenden und kontrollierenden Zellen des Immunsystems sind in der Minderzahl und können den pöbelnden Soldaten nicht mehr ausreichend Einhalt gebieten. Die Stärke der Fehlsteuerung des Immunsystems bestimmt das Ausmaß und die Unterschiedlichkeit im Ablauf dieser Rheumaformen. Letztendlich ist das Entzündungsrheuma also eine entgleiste Immunreaktion durch Schädigung des Suppressorsystems (Mangel an kontrollierenden Offizieren), das durch die oben genannten verschiedenartigsten Ursachen hervorgerufen wurde.

KREUZREAKTIONEN ZWISCHEN BAKTERIEN UND NAHRUNGSMITTELN?

Dass Nahrungsmittel ein Rheuma auslösen und wieder heilen können, wurde bereits erwähnt. Auch wenn in den Lehrbüchern der Schulmedizin darüber nichts zu lesen ist, bestätigen dies vielfältige Beobachtungen aus der Praxis. Zu diesen Beobachtungen zählen nicht nur deutliche Besserungsreaktionen bei einer Vielzahl fastender Rheumakranker, sondern auch oft nahezu schlagartige Rheumaaktivierungen nach dem Verzehr bestimmter Nahrungsmittel.

SCHÄDEN DURCH WEIZEN

Gleichwohl fällt es schwer zu verstehen, dass nicht nur denaturierte Nahrungsmittel, sondern auch so natürliche Lebensmittel wie z.B. Weizen, Honig, Sellerie, Seefische oder Schweinefleisch schädlich für Rheumakranke sein können. Warum, so die Frage, soll und kann ein Nahrungsmittel, das uns stärken, kräftigen und am Leben erhalten soll, unseren Körper solcherart beeinflussen, dass wir mit Beschwerden darauf reagieren? Die wahrscheinlichste Erklärung dafür ist, dass eine Vielzahl von Nahrungsmitteln möglicherweise bestimmte Eiweißstrukturen enthalten, die den fremdartigen Stoffen (Antigenen) mancher Erreger (Bakterien, Viren und Pilze) ähneln.

LIEBLINGSNAHRUNGSMITTEL MACHEN KRANK

So ist es verständlich, dass häufig geradezu unsere Lieblingsnahrungsmittel zu den krankmachenden gehören. Denn es ist ohne weiteres vorstellbar, dass der Körper durch einen Infekt seine Abwehr nicht nur gegen die feindlichen Bakterien oder Viren formiert, sondern gleichfalls gegen bestimmte Nahrungsmoleküle, die eine ähnliche Beschaffenheit wie bestimmte Erregerstrukturen haben. Dies bedeutet letztendlich, dass der Körper gegen die Nahrungsmittel am häufigsten sensibilisiert wird, die wir uns während einer solchen infektiösen Erkrankung einverleibt haben. Ist unsere Körperabwehr nicht stark genug, eine Infektion ganz zu überwinden, so muss er sich ständig gegen artfremde Partikel von Viren und Bakterien wehren. Dabei schießt die Körperabwehr aber dann genauso vehement gegen Nahrungsmittelbestandteile, die denen der Mikroben ähneln.

111

KAPITEL 14

Wer soll dir denn helfen, wenn
nicht du selbst. Wenn nicht jetzt,
wann dann?

DIE PERSÖNLICHKEIT DES RHEUMATIKERS

Krankheit und Charakter stehen immer in Wechselwirkung! schreibt Ernst Isberner-Haldane in seinem Buch „Die kosmische Religion". Die Frage ist also: Gibt es Persönlichkeitsmerkmale, die gewissermaßen ein Kennzeichen des Rheumatikers sind? Anders ausgedrückt: Prägt die Persönlichkeit des Rheumatikers sein eigenes Krankheitsbild? Falls ja: Könnte dies bedeuten, dass der Rheumakranke über Veränderungen seiner Verhaltensstrukturen in der Lage ist, seine Krankheit zu beeinflussen? Sind es also bestimmte psychische Verhaltensmuster, die in körperlichen Symptomen mehr oder weniger ihre Realisation erfahren?

KRANKHEIT ALS WACHRÜTTLER

Legt der Rheumakranke mit der Schilderung seiner Symptome also auch gleichzeitig seine seelischen Schwachstellen dar?

Die meisten Menschen haben Schwierigkeiten über ihre tiefsten Probleme laut zu reden; doch ihre Symptome sind da weniger diskret. Wenn körperliche Symptome jeweils bestimmten seelischen Verhaltensmustern zuzuordnen sind, können sie genauer und exakter Auskunft über einen Mensch geben, als er selber das vermag.

Welche Funktion erfüllt Krankheit? Soll sie als Wachrüttler dienen? Soll sie uns gewissermaßen über körperliche Symptome in Erinnerung bringen, dass wir uns seelisch verändern müssen?

DEM LEBEN NEUE IMPULSE GEBEN

Viele Menschen, die nicht ehrlich sind, lehnen die Vernetzung von Körper und Seele rundweg ab. So lebt es sich einfach und bequem. Man muss über nichts nachdenken, nichts verändern. Nur: Stellt sich so Gesundheit ein?

Leute, die überwiegend Fleisch und Wurst verzehren, sind in ihren Ansichten schwach, starr. Sie lehnen häufig jede Veränderung ihrer Ernährung ab. Ihr Starrsinn verhindert häufig eine wirkliche Besserung ihrer Krankheit. Vegetarier reagieren offener und bewusster. Sie versuchen ihrem Leben in vielem neue Impulse zu geben. Die Veränderung ihrer Ernährung zeigt eine geistige Offenheit, die sich dann auch in einer besseren Bewältigung von Krankheitsproblemen niederschlägt.

FALSCHES MITLEID HILFT NICHT WEITER.

Thorwald Detlefsen hat in seinem Buch „Krankheit als Weg" besonders über die Rheumaerkrankung interessante Zusammenhänge herausgefunden. Interessierten sei ein Blick in dieses Buch empfohlen, in dem man sich häufig wiederfinden wird. Wer ehrlich zu sich selbst ist, wird versuchen, seine seelischen „Macken" zu erkennen und zu ändern.

Freunde und Verwandte, die von diesen Macken wissen, haben häufig nicht den Mut, dem Kranken ihre Fehler ins Gesicht zu sagen. Falsches Mitleid aber hilft nicht weiter.

OPFERBEREITSCHAFT DES RHEUMATIKERS

Wenn man die Seele vergisst, wird sich keine Krankheit heilen lassen. Nur wenn ich weiß, welche Macken ich habe, kann ich mich ändern. Welche Verhaltensstrukturen finden wir häufig bei Rheumatikern? Oft zeigen sie große Geduld und vor ihrer Krankheit eine überstarke Aktivität. Sie opfern sich für andere auf und sind sehr verletzt, wenn andere ihre Opfer nicht annehmen wollen. Immer auf der Flucht vor sich selbst, wollen sie die innere Starre übertünchen. Zum Teil erkennt man eine gesteigerte Tendenz zur Akribie und Gewissenhaftigkeit. Dabei sind die Betroffenen auch durchaus depressiv, wenn sie sich für andere pausenlos aufopfern möchten, ohne dass diese das Opfer wollen.

DIE ARROGANZ ALS PERÜCKE GEISTIGER KAHLHEIT

Rheumatiker bleiben solange Rheumatiker, wie sie Angst davor haben zu hinterfragen, woher diese ihre Opferbereitschaft und Fügsamkeit stammt .

Pater Häberle schreibt in seinem Buch „Helfen und Heilen" über diese Erkrankten: „Der Körper ist indes nur das Werkzeug des Geistes und der Ausdruck der Seele. Sie (die Kranken) wollen immer nur hören, was ihnen fehlt, aber wollen nie das tun, was für sie zur Genesung nötig ist."

Ablagerungen, Steinbildung, Gicht und Sklerose sind als Verhärtungen die Stationen unserer Wege der Bequemlichkeit. Eine erhöhte Schmerzempfindlichkeit wird durch in den Körper verlagerte weltliche Sorgen bedingt.

Die Natur möchte uns über Schmerz zur Besinnung und zum Nachdenken bringen. Arroganz, die uns daran hindern soll, ist Perücke geistiger Kahlheit.

Die Stelle unseres Körpers, die zuerst von rheumatischen Beschwerden befallen wird, gibt Zeugnis über unsere größte seelische „Macke". Diese gilt es zu entblocken, dann werden wir leicht und frei.

AUGEN

Wer an den Augen erkrankt, will nicht mehr sehen, was um ihn herum verändert werden müsste, oder was er selber ändern sollte.

BINDEHAUTENTZÜNDUNG

Man verschließt die Augen vor einem Konflikt, dem man nicht gegenübertreten will.

HERZ

Auch das Herz kann vom Rheuma mit betroffen sein. Dieses Organ hängt mit Liebe und Seele zusammen. Herzkranke hören nur auf ihren Kopf (Verstand). Wenn das Licht im Herzen aufgeht, lösen sich alle Probleme.

NIERE

Nierenerkrankungen sind im weitesten Sinne Ausdruck für Partnerschaftsprobleme. Nierensteine signalisieren eine Anhäufung von Problemen, die man längst hätte loslassen müssen. Heitere Menschen haben in der Regel keine Nierenprobleme.

BANDSCHEIBE

Der Körper zeigt immer die Wahrheit. Ist eine Bandscheibe „verklemmt", fehlt es an Offenheit. Hinter großer Leistung steht Selbstunsicherheit.

GELENKE UND KNOCHEN

Detlefsen schreibt: „Sind die Gelenke betroffen, hat sich der Patient auf etwas versteift". Ein steifer Nacken bedeutet z.B. Hartnäckigkeit. Feigheit hindert den Menschen an der Umkehr im Denken.

115

HÜFTE

Ein steifes Hüftgelenk bedeutet, innerlich starr zu sein. Die Prothese täuscht eine Beweglichkeit vor, die gar nicht da ist.

SCHULTERN HALS-WIRBELSÄULE-NACKEN

Ein steifer Nacken bedeutet unter anderem Hartnäckigkeit. Man vermeidet, in seinem Denken umzukehren, und bestimmte Sachen hat man evtl. zu weit überzogen. Und man glaubt, dass andere einem nicht mehr verzeihen können.

KNIE

Knie weisen einen Bezug zum Beruf auf. Erkrankungen der Knie bedeuten, dass man sich beugen und demütiger werden sollte.

ELLENBOGEN

An Beschwerden der Ellenbogen zu leiden bedeutet, sich brutal durchzusetzen.

ZEHEN

Ein altes Sprichwort sagt: „Ich habe ihm auf die Zehen getreten", was bedeutet: „Ich habe ihm die Meinung gesagt." Vielleicht, weil er nicht hören oder sehen wollte!

KAPITEL 15

Folgen wir unserer Natur,
denn sie führet uns nicht irre.

HEILWIRKUNG DER HEILERDE

Seit alters her sind Lehm und Heilerde natürliche Heilgehilfen. Kranke und verletzte Tiere wälzen verletze Körperteile in Lehm, instinktiv auf die Wirkung dieser Maßnahme vertrauend. In der äußeren Anwendung kann die Heilerde die Behandlung einer Rheumaerkrankung sinnvoll unterstützen.

Ich kenne eine Dame, die ohne ärztliche Hilfe eine erhebliche Kniegelenksarthrose fast bis zur Beschwerdefreiheit besserte. Vorher hatte sie vor Schmerzen mit ihrem Knie kaum noch auftreten können. Etwa ein Jahr lang legte sie abends einen Heilerdewickel über ihr schmerzendes Kniegelenk. Sie wurde nicht müde, dies Tag für Tag zu wiederholen. Allmählich linderten sich ihre Beschwerden und nach ca. einem Jahr war ihre schmerzhafte Bewegungsbehinderung fast vergessen.

HOHER KIESELSÄUREANTEIL STÄRKT DAS BINDEGEWEBE

Die Heilerde enthält zu einem hohen Anteil Kieselsäure, die stärkend auf das Bindegewebe wirkt. Mineralsalze können schädliche Säuren binden und teilweise zur Stärkung der Knochenstrukturen herangezogen werden. Die Heilerde verhindert Wundinfektionen und beseitigt infektiöse Erreger schnell.

Wir behandelten einen Patienten mit Polyarthritis, dessen linker Ellenbogen besonders monströs angeschwollen war. Durch die Schwellung und die dadurch hervorgerufene Bewegungseinschränkung war es nahezu unmöglich, das Gelenk zu beugen. Durch tägliche Umschläge mit Heilerde konnte die Schwellung innerhalb von ca. drei Wochen praktisch fast vollständig beseitigt werden.

AUSLEITENDER EFFEKT AUF GEWEBSGIFTE

Immer wieder haben wir die gute Wirkung der Heilerde bei entzündlichen Schwellungen der Gelenke sehen können, wobei zum Erreichen des gewünschten Erfolges die tägliche Anwendung Voraussetzung ist. In vielen Fällen, wo sich trotz Ernährungsumstellung und anderer Maßnahmen nur eine langsame Besserung von Schwellungszuständen einstellen wollte, hat die Heilerde fast immer schnell geholfen. Sie hat einen ausleitenden Effekt auf Gewebsgifte, wirkt aber offensichtlich auch durch ihre mineralischen Anteile und die große Menge an Kieselsäuren auf die erkrankten Gewebe stärkend.

LANGE GENUG ANWENDEN

Es ist verständlich, dass Schmerzzustände bei Gelenkentzündung nicht immer allein durch äußere Maßnahmen beseitigt werden können. Denn die Ursachen des entzündlichen Gelenkrheumas sind ja vielfach nicht äußerer Natur. Gleichwohl erstaunt immer wieder die gute Wirkung der Heilerde bei Schwellungen und Entzündungen. Dadurch wurde - falls notwendig - eine weitere Behandlung des Rheumas einfacher gemacht. Möglicherweise hätte in vielen Fällen eine noch längere Behandlung noch weitergehende Erfolge gebracht. Am Beispiel der Arthrosen haben wir gesehen, dass sich trotz anfangs nur allmählicher Besserung gerade eine längere Anwendung gut bewährt hat.

HILFE BEI VIELEN ÄUSSEREN UND INNEREN KRANKHEITEN

Darüber hinaus haben wir ebenfalls die gute Wirkung der Heilerde bei der äußerlichen Behandlung von Hautleiden beobachtet, dies sowohl bei Neurodermitis als auch bei Schuppenflechte, Kontaktekzemen, Virusbläschen an Lippen oder anderen Körperteilen.

Innerlich haben wir die Heilerde mit Erfolg bei Übersäuerungszuständen des Magens, Fäulnisprozessen des Dünndarms und des Dickdarms eingesetzt. Sogar bei Wurmerkrankungen kann die Heilerde hilfreich sein. Auch Hunde fressen bei Erkrankungen ihrer inneren Organe Erde. Fast regelmäßig gehen Rheumaerkrankungen mit Störungen der inneren Organe, besonders häufig an Magen, Zwölffingerdarm, Bauchspeicheldrüse und unterem Dickdarmanteil (Colon descendens) einher.

LINDERUNG BEI FÄULNIS- UND GÄRUNGSPROZESSEN

Reiz, Entzündungs- und Schwellungszustände der inneren Organe wirken auf die rheumatischen Gelenke wie eine Feuersbrunst. Hier kann die Heilerde lindernd, ausgleichend und beruhigend auf die gereizten

Organe einwirken und Fäulnis- und Gärungsprozesse reduzieren. Außerdem wirkt sie einer Überschwemmung des Darmes durch krankmachende Bakterien und Viren entgegen.

DOSIERUNG BEI INNERER EINNAHME

Am besten schwemmt man die Heilerde vor dem Einnehmen in Wasser auf und trinkt sie - Je nach Zustand der inneren Organe können täglich ein bis drei Teelöffel sinnvoll sein. In Kurkliniken, die mit Lehm und Heilerde arbeiten, werden bis zu drei Esslöffel täglich gegeben. Man kann Heilerde, die es auch zur innerlichen Einnahme gibt, gut morgens auf nüchternen Magen nehmen.

Bei Zahnfleischentzündungen, Zahnfleischschwund und nach Zahnextraktionen kann man einen Teelöffel Heilerde langsam im Munde einspeicheln und zergehen lassen. Auch zum Zähneputzen ist die Heilerde bestens geeignet, weil sie frei von allen schädlichen Zusätzen ist. Schon viele konnten mit diesem einfachen Mitteln Erkrankungen der Mundschleimhäute lindern und heilen.

MESSERRÜCKENDICK ÄUSSERLICH

Bei Gelenkerkrankungen kann die Heilerde äußerlich in Form eines messerrückendicken Umschlages am Gelenk eingesetzt werden. Dazu wird eine entsprechende Menge der Erde zu einem Brei angerührt, der sich verstreichen lässt, jedoch nicht zerfließt. Diesen Heilerdebrei trägt man dann auf ein feuchtes Leinentuch auf, das um das Gelenk gewickelt wird. Zur Verlängerung der Wirkung kann man den Umschlag mit einer dünnen, flexiblen Folie (z. B. Frischhaltefolie) ergänzen, die sich gut den Gelenkkonturen anpasst. Der ganze Umschlag wird dann mit einer elastischen Binde fixiert.

Bei Arthrose empfiehlt es sich, die Heilerde eher mit warmen Wasser anzurühren, während bei Arthritis mit überwärmten Gelenken kalte Umschläge sinnvoll sind.

HAUTREAKTIONEN SIND MÖGLICH

Durch die ausleitende Funktion der Erde kann es gelegentlich zu Hautreaktionen mit Ekzemen kommen, was aber der Heilwirkung dienlich ist. Je nach Gegebenheiten kann der Heilerdeumschlag eine Stunde oder gar über Nacht am Gelenk verbleiben. In der großen Mehrzahl tritt eine schnelle Besserung entzündlicher Schwellungen auf, Schmerzen und Abnutzungserscheinungen der Gelenke bessern sich langsamer. Insgesamt ist dieses so einfache und preiswerte Heilmittel als überaus wertvoll zu bezeichnen, so dass es einen wesentlich häufigeren Einsatz verdient hätte.

BEISPIELE FÜR DIE WIRKUNGEN DER HEILERDE

- Frau H. Sch., 54 Jahre, leidet seit vielen Jahren an einer chronischen Polyarthritis. Durch verschiedene naturheilkundliche Behandlungsverfahren hat sich eine Besserung eingestellt, wegen ihres früher sehr schweren Rheuma leidet die Patientin dennoch weiterhin unter allerlei Beschwerden. Zwar macht sie dies und jenes, auch hinsichtlich Ihrer Ernährung, lässt es aber letztendlich an richtiger Konsequenz fehlen. Aktuell ist es zu einer Schwellung beider Sprunggelenke gekommen, wodurch die Beweglichkeit und das Auftreten deutlich eingeschränkt sind, zumal durch die langjährige Erkrankung auch die Zehen bereits deutlich deformiert sind. Innerhalb von drei bis vier Wochen haben die Entzündungszeichen weitgehend nachgelassen, die Schwellungen sind zurückgegangen, der Gang wird wieder elastisch, das Laufen selbst schmerzt nicht mehr.

- Herr Sch., 57 Jahre, leidet ebenfalls schon mehrere Jahre an einer Polyarthritis. Im Rahmen eines schubhaften Verlaufs ist es nunmehr auch zu einer massiven Schwellung des linken Ellenbogens gekommen. Die Gelenkkonturen sind kaum noch zu erkennen, das Gelenk selbst hat fast den Umfang eines Knies. Innerhalb weniger Wochen ist bei täglichen Gelenkwickeln mit Heilerde die Schwellung ganz behoben worden. Dadurch ist die Beweglichkeit des Armes deutlich verbessert. War Autofahren vorher kaum möglich, kann er nun wieder allein die Fahrt zur Praxis bewerkstelligen. Weniger zurückgebildet haben sich die Schmerzen, so dass noch eine Weiterbehandlung erforderlich ist.

- Herr H. E., 57 Jahre, führt auf mein Anraten hin ebenfalls Gelenkwickel mit Heilerde durch. Er leidet seit vielen Jahren an chronischer Polyarthritis. Es werden vorerst die beiden Kniegelenke behandelt, die deutlich geschwollen sind. Der Gang ist sehr erschwert, Aufstehen und Gehen durch Steifigkeit und beginnende Beugekontraktur der Sehnen mühsam. Innerhalb weniger Wochen ergibt

120

sich eine weitgehende Besserung der Schwellungen und Schmerzlinderung durch die Anwendung mit Heilerde-Umschlägen. Die anderen Gelenke sind ohne diese Behandlung unverändert.

AUCH BÄNDER UND SEHNEN KÖNNEN BEHANDELT WERDEN

Da die Polyarthritis und die Bechterewsche Erkrankung ja systemische - den ganzen Körper erfassende - Krankheiten sind, werden wir nur mit der Heilerde allein - in äußerlicher Form eingesetzt - meist die Krankheit nicht beseitigen können. Gleichwohl ergibt sich fast immer eine deutliche Wirkung auf Schwellungszustände, welche die Beweglichkeit deutlich beeinflussen. Manchmal führt die Schwellung der Bänder und Sehnen mit ihren entzündlichen Begleitreaktionen auch zu Ein- oder Durchrissen dieser Strukturen. Auch diese Komplikationen werden durch Heilerde vielfach vermieden. Selbst Schmerzen lassen sich in vielen Fällen reduzieren, wenngleich zu deren Linderung oft eine längere Anwendung der Umschläge mit Heilerde notwendig wird.

ERFOLG NUR DURCH STETIGKEIT

Wenn man bedenkt, wie schwer eine chronische Polyarthritis und andere Rheumakrankheiten zu beeinflussen sind, ist es fast schon ein kleines Wunder, wie segensreich sich die Heilerde als einfaches Hausmittel auswirkt.

Manchen ist aber diese Maßnahme zu aufwändig. Erfolg wird allerdings nur der haben, der mit Stetigkeit seine Ziele verfolgt. Auch wenn die Heilerdebehandlung nicht Maßnahmen wie eine Ernährungsumstellung, konsequente Bewegungstherapie und die Stärkung des Immunsystems überflüssig macht, so wird sie doch eine segensreiche Hilfestellung bei der Behandlung rheumatischer Erkrankungen sein können.

Wenn schon bei Vielfacherkrankungen der Gelenke eine deutliche Besserung zu erkennen ist, dann wird der Erfolg noch besser sein, wenn sich das Rheuma vielleicht erst an einem einzigen Gelenk festgebissen hat.

Einfachere Erkrankungen wie Schleimbeutelentzündungen, Reizzustände der Sehnenscheiden und aktivierte Arthrosen sind der Behandlung mit Heilerde noch leichter zugänglich, als die schwereren rheumatischen Erkrankungen.

121

KAPITEL 16

Wer verschlackt, vergreist.

TEES, TEES, TEES!

Tees aus Heilkräutern werden genauso oft über- wie unterbewertet. Die einen messen ihnen unermessliche Heilkräfte zu, die anderen halten ihre Wirkung für Aberglauben. Häufig hört man auch die Einschätzung, dass Kräuter wegen ihrer Belastungen gar nicht mehr verwendet werden sollten. Wie so oft, liegt die Wahrheit über Heilkräuter in der Mitte.

ES GIBT KEINE HEILE WELT MEHR

Sicherlich - wo existiert heute noch eine heile Welt? Wir nehmen in Kauf, dass das Trinkwasser belastet ist, dass der saure Regen unsere Wälder dahinrafft, dass Nahrungsmittel gespritzt und bestrahlt werden. Von den Heilpflanzen aber erwarten wir die absolute Reinheit. Natürlich wird es hie und da in abgelegenen Gegenden ohne Schadstoffe-missionen, Autoverkehr und Tschernobylniederschläge noch paradies-ähnliche Zustände geben. Dass wir sie aber weitgehend verloren haben, wissen wir alle. Eine Änderung ist kaum möglich solange die Zivilisation weiterbesteht.

WOHLBEDACHTER EINSATZ OHNE EUPHORIE

Dies alles bedeutet gleichwohl nicht, dass Heilpflanzen in heutiger Zeit für uns ohne Bedeutung wären.

Was ihren Einsatz beim Rheumatismus betrifft, so werden sie leichte Beschwerden im Einzelfall durchaus bessern oder gar kurieren können. Bei schweren Erkrankungen aber bedürfen wir ihrer langfristig ohne uns euphorischen Vorstellungen über Wunderwirkungen hingeben zu wollen. Ein Tee ist - richtig gewählt - eine milde, pflanzliche Droge, deren Einsatz gezielt und wohlbedacht sein sollte.

NACH EINEM JAHR FAST OHNE BESCHWERDEN!

Nicht alle Tees eignen sich für eine Langzeitbehandlung, manche Kräuter bedürfen der sachkundigen Begleitung. Auch individuelle Un-verträglichkeiten kommen vor. Aber mit Augenmaß eingesetzt, können Heiltees doch manche Beschwerden lindern.

Ein Polyarthritiskranker, bei dem sich das Rheuma in einer Vielzahl von Gelenken festgebissen hatte, trank regelmäßig Tag für Tag drei Liter Kräutertee. Er verwendete Bärlapp, Zinnkraut und Brennnessel. Innerhalb eines Jahres erreichte er eine erhebliche Besserung seiner Gelenkbeschwerden, so dass er nur noch unter geringen Symptomen zu leiden hatte.

GIFTSTOFFE WERDEN GELÖST - ALTERN ALS VERSCHLACKUNGSPROZESS

Wie oft habe ich Rheumakranke auf die Notwendigkeit einer reichlichen Flüssigkeitszufuhr hingewiesen, die unbedingt notwendig ist, um die Gewebe richtig zu durchsaften. Stoffwechselschlacken und Giftstoffe können dann besser abtransportiert werden. Der Alterungsprozess des Menschen muss sowieso in mancher Beziehung als Verschlackungsprozess betrachtet werden. Zellen, die man ständig in einem wässrigen Medium all ihrer Schlackenstoffe entsorgt, leben ewig. Eine Verschlackung führt zu Funktionsbehinderungen. Ablagerungen und Erstickungszuständen, beim Rheuma letztendlich zu Reiz-, Schwellungs- und Schmerzzuständen.

ZU WENIG SPÜLFLÜSSIGKEIT

Das Spülsystem unseres Körpers kann nur dann richtig funktionieren, wenn ausreichend Spülflüssigkeit vorhanden ist. Wenn man sie nicht ständig daran erinnert, neigen Kranke immer wieder dazu, zu wenig zu trinken. Wie ich selber durch wiederholtes Nachfragen sehen musste, wird diese Regel nur anfangs eingehalten, bald vergessen und die tägliche Trinkmenge sehr bald reduziert. Die Summe vieler Kleinigkeiten kann durchaus große Veränderungen bewirken. Oft höre ich, dass es den Patienten schwer falle, reichlich zu trinken. Aber auch wenn wir nur löffelweise, aber kontinuierlich unsere Getränke über den Tag verteilt zu uns nehmen, können wir eine ausreichende Flüssigkeitsmenge zuführen.

Beobachten Sie einmal die Trinkgewohnheiten der Kleinkinder. Ständig laufen sie in die Küche um sich dort Trinkbares zu holen. Was haben sie für glatte, straffe Haut. Im Alter werden wir zum Opfer unserer Bequemlichkeit. Während unseres Fernsehabends wollen wir nicht durch den Gang in die Küche gestört werden. Noch weniger angenehm empfinden wir es, wenn wir nachts zur Toilette müssen, um die Flüssigkeit mit denen unser Körper die Giftstoffe ausleitet, zu "entsorgen". Auch während unserer Tätigkeit im Büro, im Kaufhaus oder am Fließband wollen wir unsere Arbeit nicht unnötig unterbrechen, um auf die Toilette zu gehen.

EIN HEER BEMITLEIDENSWERTER GESCHÖPFE

Was also machen wir? Wir hören auf zu trinken. Wir verschlacken, verwelken, vergreisen. Im Altersheim tummelt sich ein Heer dieser bemitleidenswerten Geschöpfe, der Verwirrung, dem Schwachsinn, dem Rheumatismus und vielen anderen Gebrechen anheim gefallen. Wie oft kann man erleben, dass verwirrte Menschen sich allmählich geistig regenerieren, wenn man nur deren Trinkmenge erhöht und so nach und nach die Schlacken aus dem Körper spült.

Es gibt eine Vielzahl verschiedener Heilpflanzen und Tees. Nicht alle sollen und können hier angeführt werden, denn das würde eher zur Verwirrung, als zur Klärung führen. Nicht ein möglichst breit gefächerter Einsatz von Heilkräutern ist gefragt und sinnvoll, sondern die Auswahl einiger weniger oder auch nur eines einzigen Tees, der auf das Krankheitsbild abgestimmt ist. Längerfristig kann dabei durchaus ein Wechsel der Heilkräuter erfolgen, nach Ansicht der Experten ist ein solcher Wechsel sogar sinnvoll. Doch die Vielzahl der Kräuter aus Gottes Natur ist - genauso wie die Vielzahl der Nahrungsmittel - nicht für einen einzigen Tag bestimmt.

BÄRLAPP (LYCOPODIUM)

Bärlapp wächst in nordseitigen Hochwäldern an Waldrändern über 800 Meter Höhe. Es eignet sich für Gicht- und Rheumakranke auch bei bereits bestehenden Gelenkdeformierungen. Ebenfalls bei Erkrankungen von Nieren und Leber (Nierengries, Leberentzündung) ist Bärlapp hilfreich.

BEINWELL (SYMPHYTUM OFFICINALIS - COMFREY, (SYMPHYTUM PEREFORIUM)

Diese Pflanze wächst auf nassen Wiesen, Feldrändern, an Gräben, Zäunen und auch auf Schutthalden. Insbesondere die Beinwelltinktur ist hilfreich gegen Rheumatismus und Gelenkschwellungen, aber auch bei

125

Verrenkungen und Verstauchungen, Muskelverhärtungen bei Weichteil-rheuma, Bandscheibenschäden und vielen anderen mehr.

Brennnessel (Urtica)

Sie gehört zu den bekanntesten Heilpflanzen unserer Region. Sie gilt als blutreinigend und blutbildend, wobei der Saft selbst auch eisenreich ist. Vorzüglich kann man die frischen Blätter zusammen mit zarten Löwenzahnblättern und -blüten sowie Birkenblättern zu einer Art Reinigungskur verwenden. Solch eine Kur wirkt entschlackend, ab-schwellend, schmerzlindernd und erschöpfungswidrig.

Einer meiner Patienten, der diese Kur im Frühjahr konsequent über viele Wochen durchführte, spürte eine allmähliche Besserung seiner Rheumasymptome sowie eine erhebliche Zunahme seiner Leistungsfä-higkeit.

Wegen ihrer blutreinigenden Eigenschaften ist die Brennnessel gerade bei Zuständen von Blutarmut günstig, die bei manchen Polyarthritis-patienten auftreten können .

Johanniskraut (Hypericum)

Es wächst an lichten Stellen der Weg- und Waldränder, auf Hügeln und Wiesen und wird auch „Arnika der Nerven" genannt. Johanniskraut wird bei Nervenentzündungen und - besonders äußerlich - bei Rücken-schmerzen wie Hexenschuss, Ischiasbeschwerden und anderen Rheuma-formen eingesetzt. Seine große Bedeutung erhält Johanniskraut aufgrund seiner Wirkung gegen anhaltend depressive Verstimmungen und Schlaf-losigkeit, Symptome, unter denen nicht wenige Rheumatiker leiden. Es ist wichtig zu wissen, dass der Wirkungseffekt bei Depressionen und Schlafstörungen erst allmählich einsetzt. Darüber hinaus besitzt das Jo-hanniskraut einen günstigen Einfluss auf Magen- und Darmbeschwer-den, worüber sich in den meisten Kräuterbüchern eigentümlicherweise keinerlei Hinweise finden. Vielleicht ist die günstige Wirkung auf Depres-sionen auch in erster Linie auf die Besserung der Eingeweidefunktionen zurückzuführen. Ein chinesisches Sprichwort sagt: „Der Darm ist der Vater der Trübsal."

Löwenzahm (Taraxacum)

Durch seine blutreinigende Wirkung wirkt der Löwenzahn unterstüt-zend bei Rheuma und Gicht. Weitere Anwendungsgebiete sind Erkrankungen von Leber und Galle, Gallensteine und Diabetes. Besonders empfehlenswert: Salate aus rohen Wurzeln, Blättern und Blüten.

ZINNKRAUT (EQUISETUM)

Dieses Heilkraut wird im Volksmund auch als Ackerschachtelhalm bezeichnet und ist eine der großartigsten Heilpflanzen. Der kräuterkundige Pfarrer Künzel sagt: „Jeden Tag eine Tasse Zinnkrauttee getrunken, vertreibt alle Rheuma-, Gicht- und Nervenschmerzen." Es wächst auf Äckern, Bahndämmen, Böschungen und Gärten. Seine gute Heilwirkung beruht unter anderem auf dem hohen Anteil an Kieselsäure. Bei allen Nierenstörungen und vielem anderen ist Zinnkraut empfehlenswert.

ANWENDUNGEN DER EINZELNEN HEILPFLANZEN ALS TEE

Bärlapp

Einen gestrichenen Teelöffel mit ¼ l kochendem Wasser übergießen. 2 Minuten ziehen lassen, absieben. Täglich nicht mehr als 2 - 3 Tassen schluckweise trinken.

Beinwell

Zwei Teelöffel zerkleinerte Wurzel mit ¼ l kaltem Wasser übergießen, ca. 12 Stunden stehen lassen, leicht erwärmen, absieben und täglich 3 bis 4 Tassen schluckweise trinken.

Brennnessel

Einen gehäuften Teelöffel Brennnesselkraut mit ¼ l kochendem . Wasser übergießen, ca. 1 - 2 Minuten ziehen lassen, absieben und täglich 4 bis 6 Tassen schluckweise trinken.

Johanniskraut:

Einen gehäuften Teelöffel mit ¼ l kochendem Wasser übergießen, ca. 3 bis 5 Minuten ziehen lassen, absieben und täglich 2 bis 3 Tassen schluckweise trinken.

ACHTUNG: Bei Lichtempfindlichkeit der Haut sollte man Tee von Johanniskraut meiden.

Zinnkraut (Ackerschachtelhalm)

Einen gehäuften Teelöffel mit ¼ l kochendem Wasser übergießen, 1 bis 2 Minuten ziehen lassen, absieben, täglich 4 bis 6 Tassen schluckweise trinken.

Zinnkrauttee ist ein großartiger Entschlackungstee der über die Nieren wirkt, während der Bärlapptee die Funktion und entgiftende Wirkung von Leber und Galle unterstützt. So können beide Tees gut parallel verwendet werden.

Bei allen Heilkräutertees, die täglich in großen Mengen (4 - 6 Tassen) getrunken werden, sollte man nach ca. 2 Monaten diesen Tee kurzfristig durch einen anderen ersetzen oder Rücksprache mit seinem Arzt nehmen.

Alle Heilkräutertees sollen ohne Zucker und Süßstoff getrunken werden!

WEITERE ÄUSSERLKICHE ANWENDUNGEN DER HEILPFLANZEN

Zinnkrautbäder:

200 g getrocknetes Zinnkraut mit 2 l kochendem Wasser übergießen und 2 Stunden ziehen lassen. Über ein Sieb in die Wanne geben und entsprechend Wasser zulaufen lassen. Badezeit ca. 20 Minuten (nicht länger!) Bei Herz- und Kreislaufkranken evtl. kürzere Badezeit, auch die Wassertemperatur kühler wählen und eine Herzkompresse (kalte, nasse Tücher, die auf die Herzgegend gelegt werden) auflegen.

Wöchentlich kann man je nach gesundheitlichem Zustand ein oder mehrere Bäder nehmen. Diese Bäder haben sich hervorragend bei Gelenkerkrankungen bewährt.

Beinwell - Auflagen:

Die frischen Blätter der Beinwell- oder Comfreypflanze werden etwas angerieben, auf die vorher mit einer Fettcreme eingeriebenen Gelenke gelegt und leicht mit einem Baumwolltuch bedeckt. Diese Auflage sollte alle Stunden erneuert werden.

KAPITEL 17

Was die Kälte nicht zerstört,
zerstört die Hitze.

WÄRME UND KÄLTE

Eiskalter Wind, feuchtkaltes Wetter und ein plötzlicher Witterungs-
umschwung machen aus manchem Rheumakranken einen arg Leiden-
den. Intensive feuchte Wärme, beispielsweise durch Fangopackungen
aktiviert, löst manche Rheumaverschlechterung, wenn nicht gar einen
Krankheitsschub aus. Manche Kurmaßnahme führte schon zu einem
Fiasko weil die Anwendungen den Kranken überforderten. Jede Kurmaßnahme muss dem Belastungszustand des Kranken angepasst werden. Die Arthrose erfordert andere Kurmaßnahmen als die Arthritis,
eine akute Arthritis will anders behandelt sein als eine chronische Verlaufsform.

ALLE MASSNAHMEN MÜSSEN INDIVIDUELL SEIN

Insbesondere gehört eine Kurmaßnahme mit ihren vielfältigen
Behandlungsmaßnahmen an das Ende der therapeutischen Bemühungen.
Die Belastbarkeit des Einzelnen erfordert darauf abgestimmte Maßnah-
men, um das Krankheitsgeschehen nicht zu aktivieren.

Was ist im Einzelfall besser- Wärme oder Kälte? Wann das eine,
wann das andere? Hoch akute Entzündungen, bei denen die Gelenke
fast vor Hitze dampfen, benötigen immer Kälte. Werden verkehrte Anwendungen gewählt, können Stauungen, Spannungen und Schmerzen in
dieser Lage sehr wohl aktiviert werden, was besonders für Fangopak-
kungen gilt, die man wohlgemeint, aber indiziert verabreicht. Auch bei
einer Rheumaerkrankung, die Zeichen einer deutlichen Aktivität aufweist,
schaden solche Anwendungen eher, als dass sie nützen.

NICHT IN EINE VERSCHLIMMERUNG
HINEINTHERAPIEREN

Ob in Abano, Ischia oder in einem deutschen Rheumabad - schon
manche Kur wurde für den auf Linderung Hoffenden zu einem fatalen
Abenteuer. Diese Komplikationen treten immer dann auf, wenn man
bei einer beginnenden Verschlimmerungen die Kurmaßnahmen in der

Annahme weiter führt, es handele sich um eine vorübergehende Reaktion. Merke: In einer solchen Reaktionsphase sollte nicht weiter therapiert werden - egal, ob wir selbst oder eine Kurklinik, ein Arzt oder Heilpraktiker die Anwendungen vornehmen .

REAKTIONEN ZEIGEN WIRKUNG AN

Bei verschiedenen Heilmaßnahmen stellen Erstverschlimmerungen an sich nichts Besonderes dar und zeigen schließlich an, dass eine Wirkung erfolgt. Solche Reaktionen bedeuten aber auch, dass der Körper durch die eingesetzten Maßnahmen belastet wird und Zeit zum Ausbalancieren der Therapiefolgen benötigt.

Wird während der schon bestehenden Reaktionen weiter behandelt, sei es durch heiße Packungen, Injektionen im Gelenkbereich oder aber auch durch scheinbar harmlose homöopathische Mittel - deren Effektivität die Schulmedizin ja nicht anerkennt – kann auch die sinnvollste Therapie entgleisen. Schon oft genug leiteten so die wohlgemeinten Maßnahmen einer Klinik oder eines Heilpraktikers eine chaotische Verschlimmerung ein.

ÜBERTHERAPIE VERMEIDEN

Wäre in diesem Fall nicht gnadenlos übertherapiert worden, hätte der Behandlungserfolg hervorragend sein können. Und schon so manches Mal kam ein Patient so in den „Genuss" von Cortison, dessen Einnahme er eigentlich durch die eingeleiteten Maßnahmen vermeiden wollte.

WANN WENDEN WIR WÄRME AN?

Ganz sicher ist der wohltuende Effekt von Wärmeanwendungen bei allen kalten, kühlen oder unterkühlten Gelenken. Bei Arthrosen oder wenig aktiven Gelenkentzündungen wirken sich - wie in einem anderen Kapitel beschrieben - warme Heilerdeumschläge günstig aus. Aber auch der warme Heublumensack, eine der intensivsten Kneippschen Anwendungen, ist wohltuend. Die in Grassamen und Grasblüten enthaltenen ätherischen Öle bewirken durch gesammelte Wärme eine segensreiche Behandlung schmerzender Gelenke, aber auch Muskeln, Bänder und Sehnen. Heublumensäcke oder Kompressen kann man fertig unter dem Handelsnamen Heupack - Kompressen in der Apotheke kaufen. In der Regel kann ein Heublumensack oder -kompresse mehrfach verwendet werden.

STOFFWECHSELSCHLACKEN AUSLEITEN

Bei vielen Gelenkbeschwerden aktivieren heiße Bäder in günstiger Weise die Durchblutung. Allein dieser Effekt führt schon zu einem Abtransport der Stoffwechselschlacken aus dem Gelenkbereich, einer Besserung der Gewebszirkulation und besseren Durchsaftung des ganzen Körpers. Wichtig ist es, vor einem solchen Bad ausreichende Mengen an Flüssigkeit zu sich zu nehmen. Bei Wirbelsäulenbeschwerden wie Hexenschuss und Ischias, lindert das heiße Bad in erheblichem Maß die Muskelverspannungen. Aber auch bei Gelenkkontrakturen (hierbei kann das Gelenk gar nicht oder schlecht gestreckt werden) ist der positive Effekt unübersehbar.

ZINNKRAUTBÄDER

Zu einem Vollbad kann man gut einen Zinnkrautzusatz hinzufügen. (Näheres dazu siehe im 16. Kapitel „Tees, Tees, Tees".)

SCHIELE - FUSSBÄDER:

Die Firma Schiele hat eine - nicht ganz billige - Fußbadewanne entwickelt, die mit Hilfe steigender Temperaturen eine allmähliche Kreislaufaktivierung bewirkt. Neben einer Vielzahl von Krankheiten wird dieses Fußbad auch bei rheumatischen Erkrankungen empfohlen und ist auch bei allen Arten von Kreislaufstörungen, kalten Händen und Füßen gut wirksam. Auch wenn die Wirkung nicht so stark ausfällt, wie bei den heißen Wannenbädern (oft muss man mehrere Monate darauf warten), stellt diese Anwendung eine geeignete Alternative für weniger Kreislaufstabile oder Kranke dar, denen keine intensiven Wärmemaßnahmen zugemutet werden können.

HEISSE DUSCHEN

Sind heiße Vollbäder nicht angezeigt, können auch heiße Duschbäder, morgens angewendet, zu einer deutlich schnelleren Besserung der Beweglichkeit führen und damit die beschwerliche rheumatypische Morgensteifigkeit erheblich abkürzen.

NICHT TAGE, SONDERN JAHRE

Oft genug muss man diese Maßnahmen nicht nur wenige Tage, sondern über Wochen, Monate und manchmal Jahre durchführen. Dabei kann die Dauer eines solchen Bades durchaus zwanzig bis dreißig

Minuten betragen. Ebenfalls günstig wirken sich heiße Wannenbäder bei chronischer Polyarthritis und Weichteilrheuma aus, wenn kein akuter Krankheitsschub vorliegt. Die häufig vertretene Meinung, entzündete Gelenke müssten vorrangig mit Eis behandelt werden, erweist sich vielfach als falsch. Viel häufiger beobachten wir eine bessere und wohltuende Wirkung von Wärme und Hitze. Hier gilt, wie bei vielen chronischen Erkrankungen auch: Steter Tropfen höhlt den Stein, nicht aber der Wasserfall. Sollte allerdings nach mehreren Wochen einer Behandlung keinerlei Besserung festzustellen sein, wird sie auch weiterhin nicht zu erwarten sein.

Sauna

Viele Rheumatiker spüren durch die Sauna zumindest vorübergehend Erleichterung. Manchmal geht dieser Besserung eine kurzfristige Zunahme der Beschwerden voraus und zwar deswegen, weil es zuerst zu einer Mobilisierung von Gewebsschlacken und -giften kommt.

Warum hält die Wirkung der Bäder der Sauna und der Kuren nicht auf Dauer an? Schön wäre es doch, wenn wir mit unseren Bemühungen einen dauerhaften Erfolg hätten! Sicher könnten wir einen Behandlungserfolg länger genießen, wenn wir nicht in die selben Fehler zurückfallen würden, wie vor den Anwendungen, und damit unseren Krankheiten weiter Nährstoff liefern.

Vorsichtsmassnahmen bei heissen Anwendungen

Generell gilt: Wärmeanwendungen nicht bei hoch akutem Rheuma durchführen! Tritt nach der ersten Anwendung eine Verschlimmerung ein - was oftmals als günstige Reaktion gewertet werden kann – sollte man erst weitermachen, wenn alle Beschwerden abgeklungen sind. Nicht angewendet werden sollten Wärmeanwendungen bei Herz- und Kreislaufschwäche, Kollapsneigung, schweren Kreislaufstörungen, ausgeprägten Krampfadern und erlittenen Thrombosen sowie während einer Schwangerschaft. Im Zweifelsfall befragen Sie Ihren Arzt und gestalten die ersten Anwendungen kürzer.

Vor einer Wärmeanwendung müssen sie auf eine reichliche Flüssigkeitszufuhr achten, nach längeren Heißanwendungen empfiehlt sich eine Bettruhe. Kommt es durch die Wärmeanwendung zu Beschwerden, duschen Sie sich kalt ab und schwitzen mit einem Bademantel bekleidet im Bett ca. 1 Stunde nach. Stellen Sie sicher, dass während der Badezeit immer eine Begleitperson zugegen ist. Beim Saunieren sollten sie mit verkürzten Saunazeiten beginnen. Gelenkschwellungen sollten nach einem heißen Bad mit kalten Heilerdeumschlägen behandelt werden.

KÄLTE UND EIS

Auch Kälte kann durchaus positiven Einfluss haben, wobei die Anwendungsgebiete allerdings nicht so vielseitig sind. Kälteanwendungen sollten nie auf kalten Körperpartien erfolgen! Eisbeutel lindern Beschwerden bei warmen oder heißen Gelenkschwellungen und sind bei chronischen Rheumabeschwerden weniger angezeigt. In diesen Fällen ist der Effekt wärmender Maßnahmen oft deutlich besser.

Prinzipiell sind aber auch Kälteanwendungen eine Maßnahme, die zu einer stärkeren Wärmebildung und Besserung der Durchblutung beiträgt, weil es nach dem Ende einer Eisanwendung zu einer reaktiven Mehrdurchblutung kommt. Im Gegensatz zur Wärme betäubt aber Kälte die Schmerzempfindungen.

Trotzdem führt auch eine langfristige Kältetherapie selten zu anhaltenden Besserungen, auch der Effekt der in Deutschland eingesetzten Kältekammern hält nur vereinzelt über längere Zeit an. Die erste Begeisterung für diese Therapieform ist in der Zwischenzeit längst abgeklungen. Nur ein Arzt in Japan hat mit seinem Prinzip „Kühlen und Bewegen" erhebliche Erfolge, die allerdings oft erst nach einer mehrmonatigen Therapie auftreten. Von seinen Nachahmern werden die Erfolge des japanischen Arztes nicht erreicht, wahrscheinlich, weil dafür Erfahrung, Zähigkeit und Durchhaltevermögen wesentlich sind.

Kälteanwendungen sind von jedem selbst durchführbar. Es gibt fertige Packungen (Hot-Cold-Pack, Apotheke), die nach dem Gefrieren im Tiefkühlfach einsatzfertig sind. Im einfachen Fall tun es auch Eiswürfel oder eingefrorenes Gemüse in Tiefkühlbeuteln, die man als Gelenkkompressen verwenden kann.

KAPITEL 18

Aufrecht sei der Mensch,
hilfreich und gut.

DER MENSCH IST SCHIEF

Wir glauben alle, dass der Mensch ein mehr oder weniger „gerades"
Wesen sei. Aufrichtigkeit assoziieren wir mit „Aufrechtsein". Wer lügt
oder Unrecht begeht, zieht seine Schultern ein und verliert seine Aufrichtigkeit.

Von Natur aus, so meinen wir, müsste jeder Mensch gerade sein.
Ungerade, schiefe und verwachsene Haltung sehen wir als krankhafte
Ausnahme an.

GIBT ES NOCH GERADE MENSCHEN?

Wo aber begegnen uns heute noch diese geraden Menschen? Vielleicht bei Naturvölkern, vielleicht bei Sportlern, vielleicht bei einem Teil
unserer Kinder. Viele von uns, ja fast alle, haben ihre „Aufrichtigkeit",
ihre Geradlinigkeit, ihr Geradesein verloren.

Das Normale müssen wir suchen, das Außergewöhnliche wird zur
Norm. Schlendern wir einmal über einen Schulhof. Wie viel junge Leute
stehen da in der Pause in scheinbarer Lässigkeit und lockerer Haltung
wie ein Fragezeichen. Brust rein, Bauch raus, Schultern schief, ein Bein
seitlich abgespreizt, das Becken schräg.

SCHIEFER KÖRPER - SCHIEFE LEBENSLAGE

Nur als Laie mögen wir dies als Zeichen für eine gewisse Lässigkeit
als Ausdruck einer freieren, modernen Lebensweise ansehen.

Auch wenn Laien und Lehrer sich bei diesen Haltungsabweichungen
nichts denken, so sind sie doch Ausdruck eines „Schiefseins" unseres
Körpers und unserer Lebenslage! So wie wir beim Stoffwechsel das
Saure zur Norm erklären, so wird auch der schiefe Mensch das Abbild
verzogener Normalität. Denn mitnichten ist diese scheinbar lässige Kör-
perform allein Bestandteil eines modernen „Laisser - faire"; vielmehr
offenbaren sich hier mal geringere, nicht selten jedoch massive Haltungs-
schäden unserer Jugend.

FIXIERTE FEHLHALTUNG

Eine eingezogene Brust geht mit einem Rundrücken einher, ein vorgewölbter Bauch mit einem Hohlkreuz. Solche Erscheinungen mögen anfangs funktioneller, das heißt, veränderbarer Natur sein. Mehr und mehr jedoch werden diese Fehlhaltungen fixiert.

Generationen lang ist die Menschheit davon ausgegangen, dass die Jungen die Rente der Älteren bezahlen werden. Kehrt sich nun alles um? Zahlen die Älteren bald die Renten für ihre Kinder? Wurden früher Bandscheibenoperationen am häufigsten an Menschen im Alter zwischen Ende Fünfzig bis Mitte Sechzig durchgeführt, so finden wir jetzt nicht wenige „Bandscheibenkrüppel", die noch nicht ihr dreißigstes Lebensjahr erreicht haben. Bandscheibendeformierungen und Wirbelsäulenerkrankungen sind Folge frühzeitiger Alterungsprozesse und sind heute einer der häufigsten Gründe für eine Berentung. Betrachten wir einmal auf der Straße die Passanten, deren Schultern und Gang. Wie viele Menschen, glauben Sie, haben gerade Schultern, die meisten? Die wenigsten! Etwa 9 von 10 Menschen laufen schief durch die Gegend - der eine mehr, der andere weniger.

Betrachten wir den Körperbau der Menschen genauer, so finden wir als häufigste Deformierung der Füße den sogenannten Plattfuß, bei dem das Fußgewölbe regelrecht ausgelatscht ist. Eine Kombination von Senk-, Spreiz- und Knickfuß führt am häufigsten zu diesem Erscheinungsbild. Die Füße werden verkehrt belastet, das Fußgewölbe flacht nach und nach ab; an den falsch belasteten Stellen treten Schwielen und Dornwarzen auf. Die Füße schmerzen bei längerer Belastung, Muskeln Bänder und Sehnen werden in starres Fußwerk gezwängt und zusätzlich ständig durch asphaltierte Böden geschunden.

ZWANGSJACKEN FÜR UNSERE FÜSSE

Ein Arzt, der seinen fußkranken Patienten riete, möglichst viel auf weichen Böden zu laufen, würde heute ausgelacht. Wo könnte man diesem Rat nachkommen? Auf den Parkettfußböden der Wohnung, den Fliesen der Küche, den steinernen Bürgersteigen oder den asphaltierten Straßen? In alten Filmen können wir Piroschka noch barfuss durchs Dorf laufen sehen. Zeichen einer vergangenen Zeit! Heute stecken unsere Fußmuskeln in Zwangsjacken.

Welche Wohltat ein ungestörter Barfußgang für die Durchblutung, die Muskelpumpe unserer Füße, das Bindegewebe und die zivilisationsbedingten Krampfadern sind, kann man an dem Beispiel eines unserer Patienten sehen.

Diesem Mann hatte ich geraten, seine Urlaubszeit zu einem Aufenthalt an der See zu nutzen, um dort stundenlang barfuss Spaziergänge zu machen. Der Patient litt nämlich nicht nur unter deformierten Füßen, sondern besonders unter massiven Krampfadern. Nach einem mehrwöchigen Urlaub mit täglich stundenlangen Strandwanderungen - natürlich ohne Schuhe- kehrte er praktisch ohne Krampfadern nach Hause zurück. Erinnern Sie sich an das Zitat: „Eine gelungene Operation beweist nur, dass wir die Krankheit nicht zu heilen verstanden?" Wie viele Krampfaderoperationen könnten wir so wohl jedes Jahr vermeiden?

WAHRZEICHEN UNSERER GESELLSCHAFT

Nicht nur Senk-, Knick- und Spreizfüße, X-Beine und O-Beine, nein auch Hohlkreuzbildung und Skoliosen (Seitwärtsverkrümmungen der Wirbelsäule) sowie der Gibbus (Rundrückenbildung) sind weitere Wahrzeichen unserer heutigen Gesellschaft.

Und wie viele verkürzte Beine gibt es wohl? Personen, die daran leiden, treffen wir nahezu täglich. Wodurch kommt diese Situation zu Stande: wird ein Bein kürzer oder wächst das andere zu schnell? Oder ist der Mensch bereits mit verkürzten Beinen zur Welt gekommen?

AUF DAUER SCHIEF DURCH EINLAGEN UND ABSATZERHÖHUNGEN

Was die Ursache auch immer sei – wir wollen und müssen unseren Patienten eben gerade, seine Beine gleich lang machen. Und das macht man am besten, indem man die sogenannte „Beinlängendifferenz" durch Absatzerhöhungen und Einlagen ausgleicht. Zum Glück ist die Idee, das zu lange Bein chirurgisch zu kürzen, noch nicht medizinischer Alltag geworden! Denn diese Vorgehensweise ist falsch!

Mit Absatzerhöhungen und Einlagen zementieren wir eine Fehlstatik; ein „zu kurzes" Bein kann so nie mehr länger werden. Durch die Absatzerhöhung bleiben wir schief, nur wir merken es selber nicht mehr so. Fiel man anfangs ohne Absatzerhöhung in übertriebenen Sinne beim

Gehen immer auf das „zu kurze" Bein hinunter, so ist dies nun nicht mehr möglich, denn wir schieben uns fortan schräg durch die Gegend.

Wie löst man das Problem richtig

Machen wir uns folgendes klar: Kaum ein Mensch besitzt zwei ungleich lange Beine, selbst der noch so degenerierte Mensch ist noch nicht derart verunstaltet. Erst durch Lebenseinflüsse kommt es zu Verschiebungen im Beckenbereich, die wir in der Fachsprache als Beckenverwringung bezeichnen. Das Becken ist gekippt und verdreht, die eine Beckenschaufel steht höher als die andere. Als Reaktion auf diesen Beckenschiefstand kommt es als Ausgleich notgedrungen zu einer Verkrümmung der Lendenwirbelsäule.

Diese Verkrümmung der Lendenwirbelsäule ist aber nur der Anfang. Denn: Einer linksseitigen Verkrümmung der Lendenwirbelsäule wird z.B. meist eine rechtsseitige Verkrümmung der Brustwirbelsäule gegenüberstehen, sonst könnte unsere Wirbelsäule Belastungen nicht mehr richtig abfangen. Dem Hohlkreuz – der Verkrümmung der Wirbelsäule nach vorne steht fast zwangsläufig ein Rundrücken gegenüber, so dass auch hier ein gegenläufiger Ausgleich erfolgt. Die Gesäßfalten sind nicht mehr ebenmäßig symmetrisch, der Bauchnabel liegt nicht mehr in der Mitte einer vom Brustbein senkrecht nach unten gedachten Linie. Die Schultern stehen unterschiedlich hoch. Die Schiefstellung überträgt sich auf die Kiefergelenke – und so wird auch der Kiefer schief.

Jammerbild an Gebrechlichkeit

Jeder Mensch mit diesen Deformierungen wird bei fortschreitenden Beschwerden zu einem Jammerbild an Gebrechlichkeit. Prüfen Sie sich selbst, ob Sie gerade sind. Treten Sie vor einem Spiegel, öffnen sie ihre Lippen und drücken die Zähne von Ober- und Unterkiefer leicht aufeinander. Stehen die Mittellinien zwischen den Zähnen des Ober- und Unterkiefers direkt aufeinander? Dann sind Sie weitgehend gerade. Doch bei wie vielen weichen diese Linien voneinander ab, sind gegeneinander verrutscht? Der Unterkiefer ist gegen den Oberkiefer verschoben, und das manchmal um die Breite eines ganzen Zahnes!

Verspannungen der Muskulatur, Durchblutungsstörungen, Kopfschmerzen, Knacken der Kiefergelenke, ja bisweilen sogar Ohrensausen, Schwindel und Migräne können die Folgen dieser Fehlstellung des Kiefers sein. Aber auch Reizungen und Verspannungen im Bereich der deformierten Wirbelsäule und der aus dem Rückenmark austretenden Nerven können zu einer Vielzahl unüberschaubarer Beschwerden führen. Nur einige davon seien erwähnt: Schlaflosigkeit, hoher Blutdruck, Müdigkeit, Augen- und Ohrenbeschwerden, Heiserkeit, Tennisellenbogen, Herz- und Gallebeschwerden, Blähungen und Sterilität, Hexenschuss und Krampfadern, Hämorrhoiden und Steißbeinbeschwerden. Wer wird bei diesen Symptomen schon an einen Zusammenhang mit der Wirbelsäule denken.

WIE WIRD DER MENSCH SCHIEF?

Was machen wir mit geplagten Menschen, deren vielfältige Schmerzzustände und Organbeschwerden von einer Fehlstatik der Wirbelsäule herrühren? Wie wird ein Mensch überhaupt schief? Ursachen sind eine zunehmende Schwäche des Bindegewebes, der Muskulatur, der Bänder und Sehnen. Menschen, die von Natur aus gute Zähne haben, sind immer gerade! Das heißt, kranke Zähne sind gleichermaßen mit Veränderungen in unserem Achsenskelett verbunden, natürlich in mehr oder weniger ausgeprägter Form.

Warum erleiden nun wiederum Muskeln, Bänder und Sehnen einen Funktionsverlust? Es ist die übersäuerte Stoffwechsellage, die zu einer Instabilität dieser Gebilde führt. Bei nicht optimaler Festigkeit und Rückstellkraft dieser Strukturen kann ein banales Ereignis (z.B. ein Sturz oder eine Verrenkung) zu einem dauernden Schiefstand führen.

ÜBERFLUTUNG VERHINDERN OHNE DEN STAUDAMM ZU ÖFFNEN?

Viele Personen haben schon die Erfahrung gemacht, dass eine solche Fehlhaltung durch den Chiropraktiker mit einer Einrenkung behoben werden kann. Viele haben aber auch die Erfahrung sammeln müssen, dass der Erfolg nur kurz anhielt, dass dem Einrenken bald wieder ein Verrenken folgte. Denn das Einrenken an sich ist nur ein mechanischer Prozess, der nichts an den Ursachen der Verrenkung ändert.

Ohne Berücksichtigung der Ursachen und ohne Kenntnisse unseres Stoffwechsels und des schädlichen Einflusses der Übersäuerung auf unser Bindegewebe und die Halteorgane ähneln wir einem Menschen, der eine Überflutung verhindern will, ohne den Staudamm zu öffnen.

Das bedeutet, dass ohne Änderung unserer Ernährung, des Stoffwechsels, ohne ausreichende Bewegung und körperliche Belastung alle therapeutischen Maßnahmen ohne bleibenden Effekt sein werden.

WELCHE SEITE ERKRANKT ZUERST?

Wenn also die Ursache der Fehlhaltung doch eine allgemeine Stoffwechselstörung ist und damit den ganzen Körper und alle Gelenke erfasst, warum erkrankt dann aber z.b. gerade zuerst das linke Gelenk und nicht das rechte? Das liegt daran, dass die Fehlstatik zu einer unterschiedlichen Belastung der Gelenke, aber auch der Wirbelsäule führt.

Ischiasbeschwerden z.b. treten so gut wie immer zuerst auf der Seite des Körpers auf, an der die Beckenschaufel höher steht. Dort werden sich auch die ersten Hüftgelenksbeschwerden zeigen, die später einen Gelenkersatz (Endoprothese) notwendig machen. Ist die Schiefstellung zum Zeitpunkt der Operation immer noch nicht beseitigt, müssen wir wegen der immer noch einseitigen Belastung später mit einer Lockerung des künstlichen Hüftgelenkes oder Problemen im anderen Hüftgelenk rechnen.

DIE KRANKENGYMNASTIK NACH CROSS

Die Krankengymnastin Lilo Cross aus Bückeburg hat bereits früh die weitreichende Bedeutung von Beckenverwringungen erkannt, die auf Gelenke, Wirbelsäule und Kiefer/Kopfbereich übertragen werden. Zur Lösung dieser Probleme hat sie eine spezielle Form der Krankengymnastik entwickelt, die das Ziel hat, den schiefen Patienten mit den sich daraus ergebenden Gelenk- und Organbeschwerden wieder ins Lot zu bringen.

Dies ist erstaunlicherweise - trotz jahre- und jahrzehntelang bestehender Verwringungen - in der großen Mehrzahl der Fälle möglich. Frau Cross hat ihre Erfahrungen in Kursen an Krankengymnastinnen und Ärzte weitergegeben. Bei vielen Gelenk- und Wirbelsäulenerkrankungen konnten Schmerzen durch ein „Geradeziehen" der Wirbelsäule gelindert oder behoben und manche Operation erspart werden. Wohl dem Kranken, dem früh genug die richtige Behandlung widerfuhr.

Frau Lilo Cross hat ihre Erfahrungen in einem Buch mt dem Titel: "Soforthilfe bei Rückenschmerzen -die Cross - Methode" veröffentlicht, genauere Informationen finden Sie auf der Seite 224 diese Buches.

Personen mit einem Internetzugang können sich aber auch auf der Webseite http://www.cross-therapie.de informieren, dort gibt es eine Vielzahl von weiterführenden Links

SICH SELBST GERADE RICHTEN

Wichtig sind auch Übungen, die man selbst erlernen kann, um sich im „Verrenkungsfalle" wieder gerade zu richten. Dass in diesem Zusammenhang auch der Einfluss der Ernährung zu berücksichtigen ist, sei nochmals eindringlich erwähnt.

Der bequeme Patient zieht Massagen der Krankengymnastik vor. Wie oft bin ich im Laufe der Jahre gebeten worden, Massagen zu verordnen! „Herr Doktor das tut mir gut, das möchte ich wiederhaben!" Natürlich tun Massagen gut, sie lockern die verkrampfte Muskulatur, sie bessern die Durchblutung und den Abtransport von Stoffwechselschlacken. Trotzdem spielt der Patient bei der Massage eine passive Rolle, während er bei der Krankengymnastik hingegen aktiv sein muss. Diese aktive Rolle mögen viele Patienten nicht; man meidet – wenn möglich - krankengymnastische Verordnungen, weil man hier selbst aktiv mitarbeiten muss. Und das ist ja viel unbequemer. Alle Betroffenen aber, bei denen diese Hilfe zu einer Linderung ihrer chronischen Schmerzen geführt hat, werden von dieser Form der „Hilfe zur Selbsthilfe" überzeugt sein.

KAPITEL 19

Die Natur heilt - der Arzt hilft.

WAS DER ARZT TUN KANN

Kaum einer anderen Krankheit haftet so sehr das Odium der Unheilbarkeit an, wie die Mehrzahl der Rheumaerkrankungen. Als ich kürzlich an eine Krankenkasse einen Antrag für die Übernahme der Behandlungskosten einer biologischen Rheumatherapie richtete, beschied der zugezogene Vertrauensarzt, ein Landesmedizinaldirektor aus Nordhorn, wie folgt:

„Vom medizinischen Sachverstand her wurde eine antirheumatische Behandlung durchgeführt. Da offenbar kein Heilungserfolg mehr mit dieser Therapie aufzuweisen ist, soll eine biologische Immunbehandlung durchgeführt werden. Diese Therapie wird ebenfalls keine Minderung des chronischen Prozesses hervorrufen. Ich empfehle der Kasse, die Kosten für diese absurde Therapie im Bezug auf die Diagnose nicht zu übernehmen. Es ist durchaus nachzuempfinden, dass die Versicherte nach jedem Heilmittel greift, ähnlich wie bei den Krebspatienten. Das Schicksal nimmt aber seinen realen Verlauf."

So und ähnlich müssen sich viele Leidgeplagte belehren lassen, die angesichts ihrer schweren Erkrankung nach einem Ausweg suchen.

SIND AUSSENSEITERMETHODEN IN WIRKLICHKEIT INSIDERMETHODEN?

Therapieformen, die wir heute noch als Außenseitertherapien bezeichnen, sind in meinen Augen eher Insidertherapien. Denn nicht die Symptomenbehandlung mit schmerzstillenden Medikamenten löst das Rheumaproblem, sondern eine umfassend ganzheitlich orientierte Behandlungsstrategie.

Die Schwurformel nach Hippokrates (Hippokratischer Eid), die in Abwandlung noch heute für Ärzte gültig ist, besagt in ihrem Kernsatz: „Meine Verordnungen werde ich treffen zu Nutz und Frommen der Kranken, nach bestem Vermögen und Urteil; ich werde sie bewahren vor Schaden und willkürlichem Unrecht."

Werden wir diesem Schwur gerecht, wenn wir Patienten mit Cortison, Goldtherapien, einer Fülle von nebenwirkungsbelasteten Rheumaschmerzmitteln und Zellgiften vollpumpen, die sonst in der Krebstherapie verwendet werden? Das ist die Kerntherapie, die medizinische Hochschulen den jungen Ärzten vermitteln. Eine Welt voller Chemie! Der Rheumatologe als Fachspezialist ist zu einem Therapeuten ausgebildet (degradiert?), der in seinem Verordnungsrepertoire einem Chemiker gleicht. Soll die Fachkompetenz des Rheumatologen darin bestehen, mit einer möglichst großen Vielzahl von Chemikalien umgehen zu können?

Wenn nach statistischen Untersuchungen die Lebenserwartung eines Polyarthritiskranken zum Beispiel um sechs Jahre verkürzt ist - könnte dies nicht vielleicht auch eine Folge der immunschwächenden und organbelastenden Nebenwirkungen der chemischen Medikamente sein?

BEHANDLUNG VON NEBENWIRKUNGEN TEURER ALS DIE MEDIKAMENTE SELBER

Wenn die Kosten für Nebenwirkungen von synthetischen Rheumamitteln auf Magen und Darm etwa anderthalb mal höher sind, als die Medikamentenkosten selber, sollen wir als Ärzte und Patienten dies einfach akzeptieren?

Sollte ein erfahrener Rheumatologe nicht viel mehr danach sinnen, natürlichen Behandlungsmöglichkeiten den Vorzug vor der Wunderwelt der bunten Pillen zu geben? Was mag wohl eher ärztliche Kunst sein: gegen peinigende Schmerzen die Schöpfung der Chemie zu servieren oder der Krankheit durch geeignete Lebensweise und eine versierte Insidertherapie (andere würden dazu Außenseitertherapie sagen) den Boden zu entziehen?

Wie viele Patienten wurden schon mit der kompetenten Ignoranz von Fachärzten vertraut gemacht!

KRANKENHAUSKOST = KRANKE KOST

Die Kost, die in den Krankenhäusern serviert wird, ist ohnehin meist eine kranke Kost. Zumindest haben Untersuchungen ergeben, dass von allen Einrichtungen mit Gemeinschaftskost die der Krankenhäuser am schlechtesten abschnitt. Kein Wunder, führen doch Ernährung und Diätetik an den medizinischen Hochschulen ein Mauerblümchendasein. Letzthin entscheiden bei der Beurteilung von Behandlungsmaßnahmen offensichtlich weniger Fachkompetenz als Ideologien.

Wie aber soll ein kranker durch eine kranke Kost gesunden können?

MODETRENDS = CHEMIE UND PROTHESENCHIRURGIE

Jede Zeitepoche hat ihre Modetrends. Die Modetrends der heutigen Medizin heißen Chemie und Prothesenchirurgie. Ich darf an das Zitat von Professor Hyrtl aus Wien erinnern: „Eine gelungene Operation beweist nur, dass sie (die Ärzte) die Krankheit nicht zu heilen verstanden."

Auch wenn wir heute sehen, dass die Übermacht der Chemie hier und da in bescheidenem Umfang gestürzt wird, so haben wir noch einen weiten Weg zu gehen. Medizinisches Wissen wird immer in Stammbäumen vermittelt und daher reicht es nicht, dass nur die Lehrer aussterben, damit sich neue Therapien durchsetzen können, sondern auch Ihre Schüler.

PATIENTENWÜNSCHE NICHT ÜBERGEHEN

Nicht das mangelnde Wissen ist das Übel, sondern die fehlende Akzeptanz anderer Meinungen und Therapieformen oder das Niedermachen von Patienten, die trotz anderer Wünsche ihren Therapeuten ausgeliefert sind. Humane Ärzte werden, auch wenn sie aufgrund ihrer Ausbildung und Anschauungen anderer Meinung sind, die Wünsche nach „sanfteren" Behandlungsmethoden ihrer Patienten eher unterstützen als diese zu übergehen. Denn gerade jene Patienten, die aus eigener Motivation versuchen, aktiv gegen ihre Erkrankung vorzugehen, sind diejenigen, welche die größten Erfolgsaussichten haben.

TROTZ ALLER UMWEGE ZUM ZIEL

Nicht jeder eingeschlagene Weg wird der direkte Weg zum Erfolg sein. Der Patient wird - wie übrigens alle Ärzte auch - manchmal Irrwege gehen und manchen Umweg einschlagen, bevor er seinem Ziel nahe kommt. Aber Motivation und Eigeninitiative werden ihn trotz mancherlei Hemmnissen helfen, das Schicksal leichter zu bewältigen. Der Arzt als Helfer kann im positiven Sinne den Erkrankten motivieren, Rückschläge zu bewältigen und dank seiner Erfahrung Ratschläge und therapeutische Maßnahmen zum Gelingen des Ganzen beisteuern. Dazu sind Hochmut und Überheblichkeit fehl am Platz, es braucht Demut und die Bereitschaft zur Hingabe im Sinne des hippokratischen Eides ohne die Patienten dabei nach Art und Weise eines Oberlehrers zu belehren und bevormunden.

Wenn heute leider noch allzu viele Ärzte den Einfluss der Ernährungstherapie bei der Behandlung rheumatischer Krankheitsbilder leugnen, so kann das zweierlei Ursachen haben: Entweder fehlt ihnen die Erfahrung, wie sich die Ernährung auf Rheumaerkrankungen auswirkt oder es mangelt ihnen an der Bereitschaft, ihre eigene Lebensweise zu ändern. Nicht, dass eigene Fehler und Schwächen nicht verzeihlich wären, sie dürfen nur nicht zur Richtschnur ärztlicher Entscheidungen werden.

DAS RHEUMAMITTEL GIBT ES NICHT

Auch wenn ich - wie unschwer dem Tenor des Buches zu entnehmen ist- ein ganzheitlich-biologisches Rheumakonzept nicht nur gutheiße, sondern ganz deutlich favorisiere, muss eines ganz klar gesagt werden: **DAS** Rheumamittel gibt es nicht! Immer wieder wird nun gefragt: „Was kann ich bei Rheuma tun?" Verständlicherweise erwartet jeder auf diese Frage die Nennung des einen Mittels, das jede Rheumakrankheit grundlegend bessert.

Gäbe es dieses Medikament, das alle Rheumaerkrankungen bessert wirklich – und schon oft genug haben uns Pharmafirmen und „Fachärzte" dieses Medikament angekündigt – wäre Rheuma kein Problem mehr. Dass es jedoch anders ist, sehen wir an der Menge der Erkrankungen und der Masse der damit verbundenen Probleme. Im übrigen würden auch wir dann aber dem Wunschdenken der Schulmedizin verfallen, dass wir nur ein - wenn auch biologisches - Präparat zu nehmen brauchen und unsere Erkrankung löst sich in Nichts auf.

WUNDER GIBT ES NUR IN UNSEREN TRÄUMEN

Wunder gibt es nur in unseren Träumen. In der Realität muss Gesundheit aktiv erarbeitet und Krankheit bewältigt werden. Das Einnehmen einer Pille allein führt uns nicht zum Baum der Erkenntnis. Dann hätte auch Krankheit keinerlei Berechtigung. Vielleicht mag es auf den ersten Blick vermessen erscheinen, einer Krankheit überhaupt eine Berechtigung zuzuerkennen.

Krankheit bedeutet für den Betroffenen das Signal, in seiner Lebensführung inne zu halten, Fehler zu erkennen und zu korrigieren. Im medizinischen Bereich gilt es für die behandelnden Therapeuten, die Neuorientierung des Kranken auf eine neue Lebensführung und Erkenntnisebene zu unterstützen. Wenn ich einige Zeilen zuvor gesagt habe, dass es das Wundermittel gegen Rheuma nicht gibt, so bedeutet dies natürlich nicht, dass wir dem Rheumageschehen hilflos gegenüberstehen.

ERFAHRUNG UND FINGERSPITZENGEFÜHL SIND NOTWENDIG

Die Tatsache, dass in einer Befragung nur 80% der Patienten, die sich wegen einer entzündlichen Rheumaerkrankung einer naturheilkundlichen Behandlung unterzogen hatten, eine längerfristige Besserung angaben, beweist lediglich eines: Zu einer erfolgreichen biologischen Rheumastrategie gehören viel Erfahrung und Fingerspitzengefühl.

Die entzündlichen Rheumaerkrankungen gehören ohnehin zu den am schwierigsten zu therapierenden Erkrankungen des rheumatischen Formenkreises. Trotzdem lassen sich hier durch die Erfahrung versierter Therapeuten so günstige Behandlungsergebnisse erreichen, dass es kaum je ein entzündliches Rheumageschehen gibt, das sich auf Dauer einer sinnvollen Behandlungsstrategie widersetzt, vorausgesetzt der Patient trägt selbst das Seine dazu bei.

VIELSEITIGE BEHANDLUNGSSTRATEGIE IST NOTWENDIG

Nicht das einzelne Wundermittel wird hier den Weg zu einer dauerhaften Besserung oder Heilung bringen, sondern eine Vielzahl ineinander verzahnter Schritte, die allmählich ein tragfähiges Netz bilden. Dazu gehören:

- Ernährungsumstellung,
- physikalische Therapien wie dosierte Krankengymnastik und Warmwasser - Bewegungsübungen,
- Vermeiden übermäßiger Belastung und ausreichende Ruhepausen,
- Beseitigung von Störfeldern im Zahnbereich, wozu sowohl tote Zähne als auch belastende Zahnfüllungen und ebenso Entzündungen am Kieferknochen gehören; sowie
- Erkennung und Beseitigung aller entzündlichen Streuherde im Körper.

VIELE RHEUMAERKRANKUNGEN BEGINNEN MIT EINEM INFEKT

Viele Rheumaerkrankungen beginnen mit einem Infekt – erkannt oder unerkannt – der nicht vollständig ausgeheilt ist.

Mikroskopisch geringe Mengen an Giftstoffen von Bakterien, Viren und Pilzen sind in der Lage, ein Rheumageschehen zu unterhalten und ein chronisches Siechtum einzuleiten. Chronische Entzündungsherde können sich in den Nasennebenhöhlen, im Mittelohr, im Mandelbereich, den Halslymphbahnen, den Bronchien, im Bereich von Leber oder chronisch entzündeten Gallenwege, der Prostata, den Eierstöcken oder den Harnwegen einschließlich der Harnröhre verbergen. Beim Mann beginnt eine Bechterewsche Erkrankung nicht selten mit einer Entzündung der Harnröhre. Das größte Keimreservoir allerdings ist der Darm mit seinen Billionen verschiedener Mikroben.

Eine subtile Herddiagnostik offenbart doch recht häufig mindestens einen, oft aber eine Vielzahl solcher Entzündungsherde im Körper.

WER BETREIBT HEUTE NOCH EINE EFFEKTIVE HERDSUCHE?

Die Kliniken betreiben heute weitestgehend gar keine Krankheitsherddiagnostik mehr. In Tausenden von Arztbriefen fand sich kaum je ein Hinweis darauf, dass hier die Spurensuche aufgenommen wurde.

Der Zahnbereich interessiert genauso wenig wie der Darm. Welchen dramatischen Einfluss aber bereits eine geringe Menge an Erregergiften für den Körper haben kann, mögen Sie daran ermessen, dass die Entfernung eines einzigen belasteten Zahnes zu einem Rheumaschub von dreiwöchiger Dauer führen kann! Die ständige zahnärztliche Kontrolle besagt leider keineswegs, dass das Gebiss frei von Störfeldern ist.

Manchmal werden sogar Zähne entfernt, wo der Körper einen Herd selbst abgekapselt hat. Ein Zahn, der ein Granulom (ein bindegewebig abgekapselter Entzündungsherd) aufweist, wird häufig entfernt, obwohl der Körper diesen Streuherd bereits selber durch das Einkapseln beseitigt hat. Dafür gibt es nicht selten im Röntgenbild außerordentlich schwer zu erkennende Entzündungsherde, die der Routinediagnostik - wenn überhaupt durchgeführt - häufig entgehen. Selbst scheinbar banale Amalgamfüllungen können das Leiden eines Rheumakranken verstärken.

Nicht nur in Einzelfällen habe ich bei meinen Patienten nach der Entfernung von Amalgamfüllungen Besserungen gesehen.

IMMER WIEDER ENTZÜNDUNGSHERDE

Bis zu einem Drittel der Rheumakranken weisen sanierungsbedürftige Zahnbefunde auf. Dabei muss man allerdings bedenken, dass neben Zahnherden viele weitere Krankheitsherde bestehen können. So wird eine Zahnsanierung in vielen Fällen nur ein Teilaspekt einer ganzheitlichen Rheumatherapie sein können. Gelegentlich trat aber Beschwerdefreiheit schon nach Entfernen der Amalgamfüllungen auf.

Die Bedeutung weiterer Rheumastreuherde wird durch die Tatsache deutlich, dass chronische Gelenkerkrankungen nach Entzündungen der Mandeln, der Bronchien, der Leber und Gallenblase, der Nieren und Harnröhre, des Darms und der Eierstöcke und so weiter beginnen können. Eine chronische und nicht ausgeheilte Entzündung ist offensichtlich überhaupt die häufigste Ursache für das Auftreten und Fortbestehen eines entzündlichen Gelenkrheumas.

Meine eigene Erkrankung nahm mit einer Entzündung der Harnröhre ihren Anfang und wurde viele Jahre später durch eine Darmentzündung verschlechtert.

WAS BESAGT DER RHEUMAFAKTOR?

Der Rheumafaktor, ein Laborwert, dessen Vorhandensein eine Rheumadiagnose festigt, dessen Abwesenheit die Diagnose nicht ausschließt, ist nach meinen Beobachtungen immer Ausdruck einer nicht ausgeheilten Viruserkrankung. So sind also alle „echten" – durch einen positiven Rheumafaktor bestätigten – Rheumafälle , schlechthin Hinweise auf eine bestehende chronische Viruserkrankung.

Ein zweiter Rheumawert, der sogenannte Antistreptolysintiter (ASL) gibt Hinweise auf das Vorliegen einer chronisch bakteriellen Infektion. Als Auslöser dieser schweren Rheumaform kommen hier eine Vielzahl von Erregern in Frage; auch Mykosen (Pilzerkrankungen) sind dazu in der Lage und das besonders auch in schweren Fällen.

VIELE ERREGER, EINE ANTWORT DES KÖRPERS

Wenn wir die entzündlichen Rheumaformen als einheitliche Antwort des Körpers auf Giftstoffe oder Allergene jeder Art verstehen, so müssen wir erkennen, dass der Körper trotz vieler unterschiedlicher Giftstoffe von Bakterien, Viren und Pilzen vollkommen ähnlich reagiert. Des weiteren kann eine solche Reaktion ebenfalls auf nicht mikrobielle Allergene, wie auf unverträgliche Nahrungsmittel, Chemikalien in unserer Kost auftreten. Somit ist es durchaus möglich, dass auch ein gezieltes Vorgehen gegen Mikroben allein das gesamte Rheumaproblem nicht lösen kann.

KEINE SICHER WIRKSAMEN MEDIKAMENTE VERFÜGBAR

Aber selbst eine gezielte Bekämpfung von Streuherden und die genannten Erreger mit chemischen Mitteln wie Penicillin und Sulfonamiden wäre wenig sinnvoll. Gegen Viren sind wir mit Chemikalien auch heute noch weitgehend machtlos, denn die meisten dieser Kleinsterreger lassen sich weder durch Penicillin noch durch Sulfonamide oder andere gegen Mikroben gerichtete Medikamente beseitigen. So gibt es gegen eine Virusgrippe z.B. bis heute keine wirksamen Medikamente, die ein eingedrungenes Grippevirus vernichten könnten.

Bei den Bakterien allerdings besitzen wir mit Penicillin und anderen Antibiotika oder Chemotherapeutika die Möglichkeit einer gezielten Bekämpfung. Und in der Tat kann man mit den Antibiotika (das Wort bedeutet: gegen das Leben gerichtet) die Problematik lösen, ohne allerdings eine dauerhafte Heilung zu erreichen. Denn das dem Körper zugeführte Penicillin ist nicht in der Lage, zu entscheiden welche Bakterien uns in heimtückischer Weise bedrohen und welche unserem Körper als Schutzmikroben gegen das Überhandnehmen dieser bösartigen Keime dienen.

So kommt es als Folge einer Antibiotikatherapie zu einem Kahlschlag bei Feind und Freund, also auch bei den uns freundlich gesinnten bakteriellen Hilfstruppen. Wird unser Körper nach einer solchen möglicherweise gelungenen Therapie wiederum vom feindlichen Bakterien angegriffen, fehlen uns zu einem ausreichenden Schutz unserer körpereigenen Abwehr diese freundlich gesinnten Bakterien.

THERAPIE OHNE ANTIBIOTIKA?

Je öfter wir nun eine Therapie mit Penicillinen durchführen, desto mehr wird unser Körper neuen feindlichen Angriffen anderer Mikroben ausgesetzt sein. Somit fördert der Kampf gegen die Mikroben langfristig deren Sieg, wenn wir dieser Entwicklung nicht mit geeigneteren Therapiemaßnahmen entgegenwirken. Wie oft finden wir heute infektanfällige Kinder, die anfangs erfolgreich mit Penicillin und anderen Mitteln behandelt wurden, dennoch in der Folge immer häufiger erkrankten. Der Medizin ist dieses Problem als Resistenzentwicklung (die Keime werden immun gegen Antibiotika) oder Hospitalismus (krankmachende Bakterien werden durch Einsatz von Antibiotika regelrecht herangezogen) längst bekannt. Und das Problem der Antibiotikaresistenz wird – trotz der Entwicklung immer neuer Medikamente – immer akuter: Schon heute gibt es Hunderte von Keimen, die sich mit keinem Antibiotikum mehr bekämpfen lassen.

Wo aber gibt es die Klinik, wo den Arzt, die versuchen würden, einen Infekt ohne Antibiotika zu bekämpfen, über deren negative Auswirkungen Hunderte wissenschaftlicher Studien vorliegen?

SCHWERES GESCHÜTZ NUR FÜR SCHWERE FÄLLE

Die Medizin ignoriert mithin ihre eigenen Forschungsergebnisse. Keiner wird etwas dagegen einzuwenden haben, wenn in einem lebensbedrohlichen Zustand ein geeignetes schweres „pharmazeutische Geschütz" aufgefahren wird. Aber ist es nicht das Auffahren derselben schweren Geschütze bei Bagatellfällen, die diese bedrohlichen Zustände hervorgerufen haben?

Warum beschäftige ich mich hier so ausführlich mit diesem Problem? Insbesondere deswegen, weil wir bei der Therapie chronischer Rheumaerkrankungen Irrwege vermeiden sollten. Natürlich ist es nicht ausgeschlossen, dass Penicillin und ähnliche Präparate in manchen, wenigen Fällen zu helfen vermögen. Vielleicht aber haben sie den Weg zum nächsten Schub oder einer anderen Krankheit bereits vorbereitet. Der geringen Zahl an durch Antibiotika gebesserte Rheumaerkrankungen steht eine Vielzahl nicht beeinflussbarer oder auch verschlechterter Krankheitszustände gegenüber.

Schon Pasteur sagte: „Die Mikrobe ist nichts, das Terrain ist alles!" Auch das ist eine Lehre, die dem Studenten in der Medizingeschichte vermittelt wird. Aber wo ist die Universitätsklinik, die sich nach ihren eigenen Lehren richtet?

Wenn ich als Arzt eine Lungenentzündung, eine Nierenbeckenentzündung oder eine eitrige Mandelentzündung (Angina) ohne Antibiotika behandele, bin ich juristisch angreifbar oder werde von Kollegen als Scharlatan bezeichnet.

Habe ich hierbei in fast allen Fällen Erfolg, wird es als Glück oder Zufall angesehen. Zieht sich eine Therapie in wenigen Fällen länger hin, so heißt es: das konnte sowieso nichts werden. Versagt in der Behandlung ein Antibiotikum, so wird dies als gegeben hingenommen. Dann muss ich eben ein anderes noch stärkeres Mittel nehmen. Und dabei bin ich natürlich juristisch voll abgesichert!

ZWANZIGTAUSEND TODESFÄLLE PRO JAHR

Wenn jedes Jahr zwanzigtausend Menschen in deutschen Krankenhäusern an Infektionen mit Keimen sterben, die gegen alle Antibiotika immun geworden sind, so wird das eben als Schicksal betrachtet .

Wie kann der Arzt nun Infekte sinnvoller behandeln? Wenn die Mikrobe nichts, das Terrain aber alles ist, so muss man das Terrain sanieren, auf dem die Mikrobe gedeiht. Sind durch wiederholte Antibiotika unsere körpereigenen Schutzbakterien gestört, so können durch das Aufforsten dieser kleinen Freunde unsere Abwehrkräfte deutlich gestärkt werden. Probiotische Präparate wie z.b. Vicolon Spezial Kapseln, Symbioflor Tropfen oder Hylak forte Tropfen fördern eine allmähliche Stabilisierung unserer Schutzbakterienflora und führen dazu, dass eine vermehrte Infektanfälligkeit nach und nach behoben wird.

HILFE FÜR UNSERE BAKTERIENSCHUTZTRUPPEN

So sind diese sogenannten Probiotika sinnvoll in der Behandlung chronischer Nebenhöhlen-, Mittelohr-, Rachen- und Bronchialinfekte oder auch geeignet, unsere gestörte Darmbakterienflora zu stabilisieren. Allerdings müssen diese Präparate bei chronischen Krankheiten meist über einen längeren Zeitraum eingenommen werden, während bei akuten Infekten eine kurzzeitige Gabe ausreichend ist. Eine Verbesserung der Darmflora durch probiotische Präparate führt z.B. auch dazu, dass sich Durchfallerkrankungen ebenso allmählich stabilisieren, wie Verstopfung.

UNSCHÄDLICHE HILFSMITTEL BEI INFEKTEN

Bei Mittelohrentzündungen hilft oft das Präparat *Viburcol* der Firma Heel. Bei Mandelentzündung können *Belladonna, Anginheel* oder *Tonsiotren* nützlich sein. Ebenfalls gut wirksam ist hier die kombinierte Gabe von Heilerde innerlich (stündlich einen Teelöffel Heilerde im Rachen zergehen lassen) und die äußere Anwendung von Heilerdewickeln. Ebenso kann durch die natürliche antibiotische Wirkung von Knoblauch das Lutschen dünner Knoblauchscheiben heilsam sein.

Bei Bronchial- und Lungenentzündungen können neben Vicolon Spezial pflanzliche Antibiotika aus Kapuzinerkresse, z.b. ANGOCIN® Anti-Infekt N Filmtabletten hilfreich sein, zusätzlich Wickel mit Kohlblättern, Quark oder Senfsamen.

Bei Harnwegsentzündungen sind reichliches Trinken, das Präparat ANGOCIN® Anti-Infekt N Filmtabletten oder auch Cosmochema Nieren-Blasen-Tropfen ST (Berberis Cosmoplex) der Firma Cosmochema oft hilfreich. Als Laie sollte man sich dabei aber von einem erfahrenen Arzt beraten lassen.

Bei Darminfekten hilft die mehrmalige Einnahme von 1 Tl. bis 1 El. aufgeschwemmter Heilerde sehr gut, die bei ausreichender Dosierung nahezu jeden dieser Infekte - auch eine Salmonelleninfektion - beheben kann. Hiermit kommen wir der Forderung Pasteurs, nicht die Mikrobe zu bekämpfen, sondern das krankhafte Terrain - sprich Milieu - zu ändern, schon viel näher.

OZONTHERAPIE

Ozon, als Gas eingeatmet, ist giftig. Gleichwohl kann eine giftige Substanz auch heilend wirken. Entscheidend ist dabei die Dosis und die Anwendungsart. Auch aus der Homöopathie wissen wir, dass giftige Substanzen, in der richtigen Dosis angewandt (verdünnt und potenziert) Heilreaktionen einleiten können, so dass auch stark giftige Substanzen wie Arsen, Tollkirsche usw. zum therapeutischen Arsenal gehören.

WIRKUNGSWEISE DES OZONS

Ozon kann nur in Injektion- oder Infusionsform oder zur äußeren Behandlung, nicht aber - wie erwähnt - zur Inhalation verwendet werden. Ozon reagiert im Körper mit verschiedenen chemischen Verbindungen, insbesondere den ungesättigten Fettsäuren. Aus diesen Verbindungen mit dem aktivierten Sauerstoff - denn das ist Ozon - resultiert unter anderem die heilende Wirkung. Dabei stellt Ozon eine besonders reaktionsfreudige Form des Sauerstoffs dar, es wird der Fachsprache wegen seiner starken Reaktionsfreudigkeit als Radikal bezeichnet. Ozon wirkt gefäßerweiternd und optimiert die Durchblutung von Organen und Geweben was den besseren Abtransport von Stoffwechsel- und Säureschlacken aus den Geweben fördert

Hilfe auch gegen Mikroben

Ozon ist aber auch geeignet, Viren, pathogene Bakterien und Pilze abzutöten, weswegen man dieses Gas zum Teil auch zur Desinfektion (Trinkwasseraufbereitung)verwendet. Es bessert die Fließeigenschaften des Blutes, so dass auch Herzbeschwerden durch verengte Herzkranz- arterien oder Raucherbeine sehr erfolgreich behandelt werden können. Ozon wirkt bei Erkrankungen des rheumatischen Formenkreises entzün- dungshemmend. Es verbessert die Zellatmung und kann auch direkt in gereizte Gelenke eingespritzt werden. Schließlich lässt sich eine allergie- schwächende Wirkung des Ozons nachweisen, weswegen es auch bei der Arthritis, dem Prototyp der allergischen Gelenkerkrankungen, einge- setzt werden kann.

Richtig eingesetzt - keine Gefahr

Dieter Stockburger beschreibt in seinem Buch „Ozon-Therapie - Grundlagen und Technik der Ozonbehandlung" (2002, Foitzig Verlag) die Anwendung des Ozons bei rheumatischen Erkrankungen. Unter anderem berichtet er über eine 61 jährige Patientin mit entzündeten Fingergelenken, deren Schmerzen nach jeder Behandlung für kurze Zeit aufflackerten, um sich allmählich erheblich zu bessern.

Immer wieder wird die Ozontherapie von Ärzten des MDK (MDK = Medizinischer Dienst der Krankenkassen, entspricht dem früheren Vertrauensarzt) als sehr gefährlich hingestellt. Bei richtiger Technik und sorgfältiger Durchführung der Ozontherapie treten praktisch keinerlei Komplikationen auf; ich selber kann mich aus meiner eigenen Praxis nicht erinnern, bei mehreren Tausend Ozon – Blutwäschen auch nur einen Fall von ernsthaften Komplikationen beobachtet zu haben. Immer wieder verwundert es mich, dass naturheilkundliche Therapien oft als riskant beurteilt werden, während die Therapie mit Cortison, Gold,

Zellgiften (Zytostatika), Antimalariamitteln, kortisonfreien Rheumaschmerzmitteln, trotz tausender Todesfälle und häufiger lebensbedrohlicher Komplikationen befürwortet wird.

VERTRAUENSÄRZTE BEHINDERN NATURHEILKUNDE

Oft wird bei schweren Rheumaerkrankungen eine naturheilkundliche Außenseitertherapie, die in Wirklichkeit oft eine Insidertherapie ist, von den Krankenkassen erst dann genehmigt und bezahlt, wenn alle anderen Therapieformen restlos versagt haben; nicht selten wird auch noch in solchen Fällen jegliche Unterstützung versagt.

Sollte es aber nicht eher umgekehrt sein, sollten nicht erst dann rein symptomenbezogene und damit nicht heilsame und mit einer Fülle an Nebenwirkungen belastete Verfahren eingesetzt werden, wenn alle naturheilkundlichen Behandlungsverfahren ohne Wirkung geblieben sind, was aber in der Regel an der Unerfahrenheit der Therapeuten oder der Inkonsequenz der Patienten liegt?

DER PATIENT WIRD ENTMÜNDIGT

In der Politik beklagen wir die Entmündigung von Völkern. In der Medizin ist die Entmündigung zur Regel geworden, da der Beitragszahler keinerlei Einfluss auf die Verwendung seiner Krankenkassenbeiträge hat. Wann wird die Zeit kommen, in der nicht nur einige scheinbar kompetente Gutachter über die Anwendung therapeutischer Verfahren entscheiden, von denen sie wenig - wenn nicht sogar gar keine - Ahnung haben? Wann erhält der Patient seine eigene Mündigkeit zurück, die es ihm ermöglicht, zu entscheiden, welchen Behandlungsverfahren er sich unterziehen will? Selbst wenn man dieses Grundrecht des medizinisch mündigen Bürgers verwirklichen würde, bestände niemals die Gefahr, dass die Vertreter der etablierten Medizin arbeitslos würden. Auch unter den mündigen Bürgern werden sich noch genügend Patienten finden, die weiterhin den „bequemeren" Weg der Schulmedizin beschreiten möchten.

HEILUNG BLEIBT VERSAGT WENN...

Dr. Ralph Siegel schreibt in seinem Buch: „Prognose Hoffnung", dass sich achtzig von hundert Patienten, die er vor die Entscheidung gestellt hat, sich entweder einem chirurgischen Eingriff zu unterziehen oder ihr Leiden durch Änderung ihrer Lebensweise zu bessern oder zu heilen, für die Operationen entschieden haben. Keiner, der nicht selbst bereit ist, Verantwortung für seine Gesundheit zu übernehmen, soll sich über Nebenwirkungen von Medikamenten oder Ineffektivität von Behandlungen beschweren. Wer den schnellen Heilerfolg mit einer Pille sucht, braucht nicht verwundert zu sein, wenn ihm definitive Heilung versagt bleibt.

BLUTEGELBEHANDLUNG

Den meisten dürfte bekannt sein, dass die kleinen, bei manchen Abscheu erregenden, Tierchen bei Venenentzündungen und Thrombosen heilsam sind. Aber auch beim Rheuma leisten diese kleinen, blutgierigen Tiere gute Arbeit. Mehrere Blutegel über einem entzündeten Gelenk angesetzt, bewirken einen Rückgang von Schwellungen und Entzündungen. Sie geben über die Bissstelle eine gerinnungshemmende Substanz ins Gewebe, die dafür sorgt, dass es über zwölf bis vierundzwanzig, ja manchmal bis zu vierzig Stunden zu einer anhaltenden Sickerblutung an der Bissstelle kommt.

Als Folge einer vermehrten Durchblutung der behandelten Gewebe und die Ausleitung von Entzündungsstoffen über die beschriebene Sickerblutung kommt es in nicht wenigen Fällen zu einer raschen Besserung im behandelten Gelenkbereich. Früher begaben sich Rheumakranke in blutegelbesiedelte Seen, um sich dort der blutigen Behandlung zu unterziehen; als mich selbst allerdings einmal ein solches Tier während eines Bades in einem See „behandeln" wollte, suchte ich – trotz der heilenden Wirkung - schleunigst das Weite.

THYMUSTHERAPIE

„Vorzeitiges Altern und chronische Leiden sind in erster Linie die Folgen erschöpfter Abwehrkräfte. Die Betroffenen haben meist versäumt, ihr Immunsystem zu trainieren, solange sie sich noch gesund und einigermaßen wohl fühlten", schreibt Dr. Geesing in seinem Buch „Immuntraining".

Die Therapie mit Thymuspräparaten wird von den Gutachten des MDK - ähnlich wie bei der Anwendung von Ozon - abwertend beurteilt. Ja, sie wird sogar häufig als „wissenschaftlich nicht begründet" bezeichnet. Dabei interessiert die Kollegen wenig, dass es bereits weit über Tausende wissenschaftlicher Abhandlungen über die Thymustherapie gibt. Ebenso wenig kann die Gutachter die Tatsache umstimmen, dass die Thymustherapie bei vielen Arthritis- und Arthrosekranken hilfreich oder heilsam war. Besonders bei Kindern scheint die Thymustherapie einen intensiven Effekt zu haben.

Obwohl Patienten nicht selten mit Hinweise auf gefährliche Nebenwirkungen dieser Behandlung in Schrecken versetzt werden, ist die Thymustherapie in der Hand des erfahrenen Arztes risikoarm. Kommt es unter der Thymustherapie zu einer Besserung oder gar Beschwerdefreiheit, so hat hier eine wirkliche Besserung stattgefunden, die nicht nur darauf zurückzuführen ist, dass krankhafte Symptome unterdrückt wurden.

Die Thymustherapie wurde von dem Schweden Dr. Ellis Sandberg in die Humanmedizin eingeführt: Dr. Sandberg hatte mit dieser Methode seinen krebskranken Bruder geheilt, der von der Medizin aufgegeben war. Bei etwa 50.000 in Schweden behandelten Patienten stellte sich überdies heraus, dass Patienten, die wegen einer chronischen Erkrankung eine Thymustherapie erhielten, weniger häufig an Krebs erkrankten.

Die Thymustherapie ist längst auf der ganzen Welt gang und gäbe - nur nicht in Deutschland. In seinem Buch Immuntraining berichtet Dr. Geesing, dass nach mehr als fünfundzwanzigjähriger Anwendung keine einzige schwerwiegende Nebenwirkung einer Thymusinjektion bekannt geworden ist. Dennoch gehört die Thymustherapie gleichwohl in die Hand eines erfahrenen Therapeuten.

KANTHARIDEN - BEHANDLUNG

Die Behandlung mit Kantharidenpflastern stellt eine wirksame Behandlung bei Rheuma, sowohl bei aktivierten Arthrosen als auch entzündeten Gelenken dar. Allerdings ist diese Behandlungsform nichts für empfindliche Gemüter! Im Rahmen der Kanthariden - Behandlung klebt man das blasenziehende Pflaster (es ist mit dem Sekret der spanischen Fliege behaftet) auf das erkrankte Gelenk. Unter zum Teil leicht brennenden Beschwerden kommt es erst zur Hautrötung, dann zur Bildung einer großen Blase mit wässrigem, zum Teil sogar gelee- bzw. gallertartigem Inhalt. Gleichzeitig fördert man über die Lymphbahnen der Haut eine massiv forcierte Ausleitung von Gewebsgiften.

Der starke Reiz der Kantharidenpflaster fördert die Hautdurchblutung und regt über Nervenreize die Heilungsvorgänge im Gelenkbereich an. Die Blasenbildung tritt innerhalb von 12 bis 24 Stunden auf,
worauf der Blaseninhalt vom Arzt abpunktiert wird. Abschließend wird
ein Schutzverband aufgelegt, bis die oberste Hautschicht, die sich
lamellenartig abgelöst hat, wieder hergestellt ist.

Bei schweren Gelenkerkrankungen kann die Behandlung mehrfach
direkt hintereinander durchgeführt werden, bis das erkrankte Gelenk
deutlich gebessert oder beschwerdefrei geworden ist. Da als Folge der
Behandlung einige Zeit zu anhaltenden Pigmentveränderungen kommen
kann, ist diese Behandlung für Schönheitsköniginnen weniger geeignet.
Der Lohn dafür sind deutlich nachlassende Gelenkbeschwerden.

Auch diese Behandlung gehört in ärztliche Hand, da sie bei einigen
Nierenerkrankungen nicht eingesetzt werden soll.

ADERLÄSSE

Auch über diese Jahrtausende alte Therapie ist heute der Stab gebro-
chen. Dabei besitzt der Aderlass eine entzündungshemmende, schmerzstillende, krampflösende und durchblutungsfördernde Wirkung und sie
ist deswegen insbesondere bei entzündlichen Erkrankungen therapeutisch einsetzbar. Wurden Aderlässe auch in der Vergangenheit bis zum
Exzess durchgeführt (so musste z.B. König Ludwig sein Leben dafür
opfern), so besitzen sie gleichwohl ihre therapeutische Indikation. Dabei
ist für den therapeutischen Effekt nicht die Menge des abgelassenen
Blutes entscheidend, denn einige kleine Aderlässe können mehr bewirken, als ein einziger großer. Die entnommene Flüssigkeit kann man
durch geeignete Getränke (Mineralwasser, Kräutertee, Gemüsebrühe)
schnell ersetzen. Durch die Verdünnung des Blutes kommt es im Rahmen einer Gewebsentquellung zur Linderung rheumatischer Beschwerden.

AKUPUNKTUR

In China wird die Akupunktur seit mehr als 4.000 Jahren praktiziert.
Sie ist dort zu einem selbstverständlichen Bestandteil der Medizin geworden. Bei uns bleibt diesem seit langem eingeführten Behandlungsverfahren bis heute - mit Ausnahme einer begrenzten Studie von Krankenkassen und einigen wenigen Ärzten bei einer eng begrenzten

Indikationsmöglichkeit - die offizielle Anerkennung verweigert. Gleichwohl wird die Akupunktur insbesondere erfolgreich in der Schmerztherapie eingesetzt und findet weltweit Verbreitung. Der modernen Medizin bleibt es vorbehalten, chemische Pillen und, bei allmählicher Gelenkzerstörung, operative Behandlungsmaßnahmen zu verordnen, aber einfachen und nebenwirkungsfreien Behandlungsverfahren die Effektivität abzusprechen.

In Frankreich besitzen 10 % der Kliniken eigene Akupunkturabteilungen. Der Universitätsklinik in Wien ist ein Akupunkturinstitut angegliedert. Wenn wir auch noch weit davon entfernt sind zu verstehen, wie die Akupunktur wirkt, lässt sich belegen, dass sie funktioniert, und wir wissen, dass die Erfolge langfristiger Natur sind. Etwa 70 % aller Schmerzzustände lassen sich durch eine Akupunktur günstig beeinflussen.

Gleichwohl gibt es Unterschiede in der Wirkung des Einsatzbereiches. So lässt sich eine Arthrose leichter bessern als eine Arthritis, ein Kniegelenk spricht günstiger auf die Behandlung an als z.B. das Hüftgelenk. Die Akupunktur wird am besten im Rahmen einer Nadelakupunktur durchgeführt. Bei empfindlichen Leuten oder Kindern kann auch ein Laserakupunkturgerät eingesetzt werden.

Als bei meiner Mutter nach einer schweren Ischialgie Schmerzen auf übliche Antirheumatika nicht ansprachen, sondern es im Gegenteil durch die Medikamente zu einem akuten Nierenversagen kam, gelang es uns, die Schmerzen durch drei parallel durchgeführte Ozon- und Akupunkturbehandlungen auffallend schnell zu beheben.

Wird die Akupunktur als einzige Therapiemaßnahme durchgeführt, muss zum Teil mit zehn bis maximal zwanzig Sitzungen gerechnet werden, wenngleich zum Teil auch schnellere Behandlungseffekte möglich sind.

PLACEBOTHERAPIE

Unter Placebotherapie verstehen wir die Behandlung mit Scheinmedikamenten, die keinerlei arzneilich wirksame Substanzen enthalten, sondern Milchzucker oder ähnliches.

Dr. Lipton vom Walton Hospital Liverpool in England, berichtete folgendes: Patienten, die an sehr heftigen Schmerzen litten, erhielten ohne ihr Wissen, statt des starken, schmerzstillenden Medikamentes Morphium ein Placebo, die keinerlei schmerzstillende Wirkung besaßen, da sie entweder aus Zucker oder einer Kochsalzlösung bestanden.

35 % der so behandelten Patienten gaben an, durch die Scheinmedikamente eine deutliche Linderung ihrer Schmerzen zu verspüren. Dieses Ergebnis war um so überraschender, als es sich bei diesen Versuchspersonen, wie gesagt, um Patienten mit sehr starken, tatsächlich vorhandenen Schmerzen handelte, bei denen selbst die Gabe von Morphium nur in 75 % der Fälle zu einer Besserung geführt hatte. Neuere Untersuchungen haben gezeigt, dass die schmerzstillende Wirkung der Placebos etwa halb so groß ist, wie die der „richtigen" Medikamente, und die Wirkung bei starken Schmerzen wesentlich besser ist, als bei banalen Schmerzen.

Angesichts dieser Ergebnisse wäre zu überlegen (und man sollte es überprüfen), in wiefern man die Zahl der üblichen Verordnungen von Schmerzmedikamenten durch den Einsatz von Scheinmedikamenten deutlich reduzieren könnte.

PSYCHISCHE KONDITIONIERUNG

Die wichtigste Aufgabe des Arztes wird darin bestehen, den Kranken aus dem Odium der Hoffnungslosigkeit, der scheinbaren Unheilbarkeit seiner Erkrankung und dem „Sich damit abfinden müssen", herauszuführen. Es gibt (so gut wie) keine unheilbaren Krankheiten, sondern nur unheilbare Patienten. Bisweilen - wenn auch selten - suchten mich Patienten auf, die von der Unheilbarkeit ihrer Erkrankung überzeugt waren. Die Krankheit blieb in der Tat dann unheilbar, wenn der Patient von seinen Vorstellungen der Unheilbarkeit nicht abzubringen war. Damit soll nicht gesagt werden, dass jede schwere Rheumaerkrankung nun sofort und leicht heilbar wäre. Um hier Erfolg zu erringen sind akribisches Vorgehen, Erfahrung, Infragestellen von herrschenden Meinungen usw. gefragt.

WIR BRAUCHEN UNBEQUEME ÄRZTE

Unbequeme Patienten, die einen unbequemen Arzt suchen, der sie selber in das Behandlungskonzept mit einbezieht, sind auf dem richtigen Wege gesund zu werden. Eine realistische positive Unterstützung ohne überschwängliche Schönfärberei ist das Elixier, aus dem der Kranke

160

seine Kraft für die Bewältigung aller Symptome schöpft. Nicht überzogenes Mitleid, aber Verständnis für die Irrwege, Probleme und die alltäglichen Widerwärtigkeiten im Leben des Kranken sind angezeigt. So geführt und durch eigenes mentales Training in dem Glauben, ja der Gewissheit unterstützt, die Krankheit bessern oder heilen zu können – darin liegt der eigentliche Motor aller therapeutischen Bemühungen.

Nicht jeder eingeschlagene Weg wird der richtige Weg zum Erfolg sein können. Es wird, wie immer im Leben manche Umwege, Irrwege und Sackgassen geben. Nicht jede Therapie schlägt bei jedem Patienten in der gleichen Zeit gleich gut an. Wenn wir aber zur Therapie der verschiedensten Rheumaerkrankungen auf überdurchschnittlich viele sinnvolle Behandlungsmaßnahmen setzen können, wird es höchstens eine Frage der Zeit, der Erfahrung des Therapeuten und der Mithilfe des Patienten sein, bis die Anzeichen der Besserung am Horizont erscheinen.

NEURALTHERAPIE

Die Neuraltherapie kann man von ihren Ursprüngen her als eine Therapie bezeichnen, die über das Nervensystem wirkt. Die Methode geht auf die altbekannte Tatsache zurück, dass alle Organe bis in den kleinsten Bereich mit Nerven versorgt sind. Bei der Neuraltherapie injiziert man ein Lokalanästhetikum (lokales wirkendes Betäubungsmittel) direkt in die schmerzenden Bereiche bzw. die Haut über diesen Bereichen. Alle Organe, wie Gelenke, Muskeln und Sehnen, die mit der behandelten Region in Zusammenhang stehen, werden besser entspannt und durchblutet. Dies lindert die Schmerzen und regt dadurch auch Heilungsvorgänge an. So kommt es dazu, dass nicht nur an der behandelten Stelle eine lokale Wirkung erzielt wird, sondern auch die Funktionen der übergeordneten Organe gebessert werden, deren Störung vielfach die eigentliche Ursache für schmerzende Gelenke oder Muskeln sind. Die Neuraltherapie stellt in der Hand des Mediziners eine der wirksamsten Therapieverfahren dar und kann bei Gelenkerkrankungen vielfach segensreich eingesetzt werden.

STÖRFELDBEHANDLUNG

Übergeordnete Störfelder können nicht selten Schmerzen in weit entfernten Körperregionen auslösen und weiter aufrecht erhalten, solange diese weiter bestehen. Bekannt ist die Tatsache, dass Zahnherde eine mögliche Ursache von Rheumaschmerzen sein können. Nicht nur ein toter Zahn, sondern auch Entzündungen an vitalen (lebenden) Zähnen sowie selbst Entzündungsherde an einem zahnlosen Kiefer erfüllen nicht selten die Funktion eines übergeordneten Störfaktors für Gelenk- und Muskelschmerzen. Einige Beispiele: Bei einem Patienten mit chronischen Rückenschmerzen, der sich einer umfangreichen Wirbelsäulenoperation unterziehen sollte, verschwanden die jahrelang bestehenden teuflischen Schmerzen bereits nach der Extraktion eines einzigen toten Zahnes! Was glauben Sie wohl: Hätte die angeratene Wirbelsäulenoperation Erfolgschancen gehabt? Nicht selten, wenn auch natürlich nicht in jedem Fall, haben wir beobachtet, dass rheumatische Beschwerden nach einer Amalgansanierung besser wurden oder sogar ganz abklangen.

Bei einer Zahnarztkollegin hatte deren Rheuma zur Arbeitsunfähigkeit geführt, weil das Halten eines Bohrers aufgrund der entzündeten Fingergelenke und längeres Stehen oder bewegungsloses Sitzen als Folge der Kniegelenksarthritis nicht möglich waren. Durch eine Behandlung mit Ernährungsumstellung, Immun- und Neuraltherapie besserte sich das Rheuma zwar um ca. 90 %, die weiterhin bestehenden restlichen Beschwerden klangen indes erst ab, als ein Eiterherd unter einem Weisheitszahn saniert wurde. Im Laufe der Jahre habe ich häufig ähnlich gelagerte Fälle gesehen.

Weder Euphorie noch Tatenlosigkeit

Die früher häufig praktizierte Übertherapie im Zahnbereich, der nicht selten grundlos sämtliche Zähne geopfert wurden, ist heutzutage einer therapeutische Untätigkeit gewichen, die noch mehr an den Erfordernissen einer sinnvollen Rheumatherapie vorbeigeht.

In vielen Hunderten von Befundberichten deutscher Rheumakliniken habe ich vergebens nach einer Beurteilung der Zahnverhältnisse von Rheumapatienten gesucht. Da nach meiner Einschätzung bei ca. einem Drittel aller Rheumapatienten Störungen im Zahnbereich eine Teil-, gelegentlich auch die Hauptursache der Erkrankung darstellt, ist für manche Patienten eine Achtlosigkeit gegenüber diesen Ursachen Grund lang anhaltender Beschwerden. Offensichtlich muss man wieder danach trachten, auf diesem Gebiet einen gesunden Kompromiss zwischen der Manie früherer Jahre und der heute üblichen Apathie zu finden.

DER BIOLOGISCH ORIENTIERTE ZAHNARZT IST GEFORDERT

Voraussetzung einer solch sinnvollen Zahnbehandlung ist die subtile Abklärung von möglichen Störzonen an den Kieferknochen. Dies ist durch den erfahrenen, biologischen Zahnarzt oder Humanmediziner ohne weiteres möglich.

Sogar die Lokalisation störender Zähne oder Entzündungsherde am Kieferknochen ist häufig ohne Röntgenuntersuchung möglich, die gleichwohl sinnvoll sein könnten. Dabei darf jedoch nicht übersehen werden, dass im Röntgenbild auffallende Granulome abgekapselte Herde sind, die im Prinzip nicht behandlungsbedürftig sind. So werden mitunter Zähne saniert, die keiner Sanierung bedurften, während noch häufiger Zähne unbehandelt bleiben, deren Entzündungszeichen im Röntgenbild nicht erkannt wurden oder nicht erkannt werden konnten.

RÖNTGEN DER ZÄHNE KEINE AUSREICHENDE DIAGNOSTIK

So sollte das Röntgenbild - trotz aller möglicher Vorteile dieses Verfahrens - keinesfalls als einziges ausreichendes Mittel zur Abklärung von Zahnherden herangezogen werden. Ich kann nicht beurteilen, ob es Zehn- oder Hunderttausende Patienten sind, bei denen diese Problematik weiterhin vermehrte Beschwerden verursacht.

Andererseits führt eine nicht sachgerechte Behandlung beherdeter Zähne ohne eine entsprechende Begleittherapie häufig zu schwersten Krankheitsschüben, weil auch eine geringe Menge an freigesetzten Giftstoffen ausreichend sein kann, wochenlang andauernde schwerste Rheumaschübe mit fast vollständiger Gelenksteife auszulösen.

SANIERUNG BEHERDETER ZÄHNE ERFORDERT BEGLEITTHERAPIE

Biologisch arbeitende Zahnärzte werden auf keinen Fall eine Zahnsanierung bei Rheumatikern ohne unterstützende Begleittherapie wie z.B. die Ausleitung von Giftstoffen durch Vitamin C, Zink oder das homöopathische Mittel Berberis etc. vornehmen. Ich habe schon erlebt, dass Zahnarztkollegen, die in bester Absicht helfen wollten, ohne die Eigenheiten des Krankheitsprozesses zu berücksichtigen, so durch die Reaktionen ihrer Patienten entnervt wurden, dass sie niemals wieder einen Rheumapatienten behandeln wollten.

In einem aktuellen Fall sollte eine Patientin wegen eines beherdeten Weisheitszahns stationär in einer kieferchirurgischen Klinik behandelt werden. Der einweisende Zahnarzt hatte die Klinik telefonisch und schriftlich davon unterrichtet, dass die Patientin schwer an Rheuma erkrankt sei und darum gebeten, dass die Behandlung vom Chefarzt selbst vorgenommen werden sollte.

RHEUMASCHUB DURCH NICHT SACHGERECHTE ZAHNEXTRAKTION

Trotz seiner Bitte war der Chefarzt am Tage der Operation nicht anwesend, der Eingriff wurde von einem jungen Assistenzarzt vorgenommen. Als Folge der Behandlung entwickelte sich ein schwerer Rheumaschub, der die Patientin fast bewegungsunfähig machte. Wegen dieser Reaktion sollte die Patienten zwei Wochen in stationärer Beobachtung bleiben, wurde dann aber wegen Bettenmangels bereits nach zwei Tagen nach Hause gejagt.

BEZIEHUNGEN VON ZÄHNEN UND GELENKEN

Auf der nächsten Doppelseite finden Sie eine Tabelle, aus der Sie die Beziehung der einzelnen Zähne zu verschiedenen Gelenk- und Wirbelsäulenbereichen erkennen können. Diese Beziehungen zwischen Zähnen und Gelenken kennen leider nur einige wenige Zahnärzte, so dass eine richtig durchgeführte Zahnsanierung nicht selten ein Glücksspiel ist. Als Rheumatiker sollten Sie nur einen Zahnarzt in Anspruch nehmen, der über diese Verhältnisse Bescheid weiß.

Wenn auch jeder Zahn einen Bezug zu jeweils korrespondierenden Gelenken im Körper hat, so kann es natürlich auch vorkommen, dass ein stark beherdeter Zahn - oder besser gesagt - die entzündliche Reaktion des Kieferknochens an diesem Zahn den Körpers so massiv mit Giftstoffen überschwemmen kann, dass in solchen Fällen das Rheuma auf nahezu alle Gelenke und Körperpartien überspringen kann.

BEHANDLUNG CHRONISCHER LYMPH- UND DRÜSENENTZÜNDUNGEN

Auch chronische Entzündungen der Mandeln und der Halslymphbahnen unterhalten nicht selten eine Gelenkentzündung dauerhaft. Durch den Befall mit bestimmten Bakterien (Streptokokken) entstehen Giftstoffe, die in den Körper streuen und dann an weit entfernten Stellen Entzündungsreaktionen auslösen können.

Eine operative Entfernung der Mandeln bringt leider nur in wenigen Fällen ausreichende Besserung, weil die Erreger in allen Bereichen des Halses und naheliegenden Körperpartien ihr Unwesen treiben können. Bitte beachten Sie in diesem Zusammenhang den bereits zitierten Satz von Pasteur: „Die Mikrobe ist nichts, das Terrain ist alles." Dies soll bedeuten, dass nicht die Mikrobe getötet werden, sondern dass unser Körpermilieu so verändert werden muss, dass die Mikroben sich dort nicht mehr auf Dauer einnisten können. Nur in wenigen Fällen ist eine operative Entfernung der Mandeln wirklich sinnvoll. Häufig können diese Organe, die zudem eine wichtige Rolle für die körpereigene Abwehr spielen, auch durch Neuraltherapie und Symbioselenkung erhalten bleiben.

MASSENHAFTE ENTZÜNDUNGSHERDE

Leider kommt jeder Entzündungsherd im Körper als ein Auslöser für chronisches Rheuma in Betracht. Dazu gehören: nicht ausgeheilte grippale Effekte (eine Grippe geht ja ohnehin oft mit Glieder- und Gelenkschmerzen einher), chronische Nasennebenhöhlenentzündungen, Furunkel und Abszesse, chronische Gallenblasenreizungen, Entzündungen der Eierstöcke, der Gebärmutter, der Niere und Harnwege, der Prostata sowie des Darms. Besonders das letztgenannte Organ bildet sehr häufig eine Ursache für anhaltende Rheumaschmerzen und Entzündungen, da der Darmbereich ein Tummelplatz für enorme Mengen von Viren, Bakterien und Pilzen aller Art ist.

Einige Mikroben, die häufig rheumatische Krankheitsbilder auslösen, sind z.B. Salmonellen, Schigellen, Yersinien, Retroviren, Candidapilze und andere mehr. Sie sehen, wie vielfältig die Ursachen des Rheumas sind. Problematisch ist dies insbesondere deswegen, weil viele Entzündungsherde, die ursächlich für unser Rheuma sind, vom Patienten und Arzt nicht bemerkt werden.

Die Neuraltherapie kann durch das Behandeln bestimmter Reflexbögen von der Haut zu inneren Organen oder auch durch die Behandlung von Nervengeflechten (Nervenblockaden durch Procain) eine un-

	18	17	16	15	14	13	12	11
Gelenke	Schulter Ellenbogen	Kiefer		Schulter Ellenbogen		Knie, hinten		
							Hüfte	Kreuzbein
	Hand, ulnar, Fuß, plantar, Zehen	Knie vorn		Hand radial, Fuß, Großzehe		Fuß		
Wirbel	B1, H7, B6, B5, S2, S1	B12, B11, L1		H7, H6, H5, B4, B3 L5, L4		B9, B10	L2, L3, Co, S5, S4, S3	
Sonstiges	ZNS, Psyche	Mammadrüse, rechts				Rückenbeschwerden, Kopfschmerzen		
Zahn	18	17	16	15	14	13	12	11
Zahn	48	47	46	45	44	43	42	41
Sonstiges	Energiehaushalt	Mammadrüse rechts						
Wirbel	H7, B1., B5, B6, S1, S2, Hüfte	H7, H6, H5, B4, B3, L5, L4		B12, B11, L1		B9, B10	L2, L3, Co, S5, S4, S3	
Gelenke	Schulter, Ellenbogen			Knie, vorn		Knie, hinten		
	Hand, ulnar, Fuß, plantar, Zehen	Hand, radial, Fuß, Großzehe				Hüfte	Kreuzsteißbein	
				Kiefer		Fuß		

terstützende Wirkung haben, die um so wirkungsvoller sein wird, je mehr der Lebensraum dieser Mikroben durch begleitende Ernährungsmaßnahmen und Symbioselenkung verringert wird.

Eine nicht selten über Monate und Jahre dauernde Behandlung mit Antibiotika und Antipilzmitteln ist oft zum Scheitern verurteilt, da den Mikroben damit auf Dauer nicht der Garaus gemacht werden kann, solange man ihnen nicht durch oben genannte Maßnahmen den Lebensraum entzieht. Im Gegenteil: Antibiotika sind die häufigste Ursache für Pilzinfektionen!

HOMÖOPATHIE

Auch wenn die Behandlung mit homöopathischen Mitteln dem Laien recht einfach vorkommt, erfordert sie dennoch vom behandelnden Arzt ein erhebliches Fachwissen.

Knie, hinten		Schulter Ellenbogen		Kiefer		Schulter Ellenbogen		Gelenke
Kreuzbein	Hüfte							
Fuß		Hand, radial, Fuß, Großzehe		Knie, vorn		Hand, ulnar, Fuß, plantar		
L2, L3, S3, S4, S5, Co	B9, B10	H5, H6, H7, B3, B4, L4, L5		B11, B12, L1		H7, B1, B5, B6, S1, S2		Wirbel
Rückenbeschwerden, Kopfschmerzen				Mammadrüse, links		ZNS, Psyche		Sonstiges
21	22	23	24	25	26	27	28	Zahn
31	32	33	34	35	36	37	38	Zahn
				Mammadrüse, links				Sonstiges
L2, L3, S3, S4, S5, Co	B9, B10	B11, B12, L1		H5, H6, H7, B3, B4, L4, L5		H7, B1, B5, B6, S1, S2, Hüfte		Wirbel
Knie, hinten		Knie, vorn		Schulter, Ellenbogen				
Kreuzsteißbein	Hüfte			Hand, radial, Fuß, Großzehe		Hand, ulnar, Fuß, plantar, Zehen		Gelenke
Fuß		Kiefer						

Um ein wirksames homöopathische Mittel zu finden, müssen neben den zu behandelnden Beschwerden auch die vielfachen Begleitsymptome beachtet werden, wobei man nicht nur die Art und Umstände der Beschwerden, sondern auch weitere psychische und Allgemeinsymptome erfassen muss. So erfordert z.B. die Behandlung von linksseitigen Beschwerden des Hüftgelenks ein anderes Mittel als die der rechten Hüfte, bei einem depressiven Menschen muss daneben ein anderes Mittel gewählt werden, als bei einem manischen, redseligen Patienten. Wiederum, auch wenn der Schmerz durch Bewegung gelindert wird, muss das Mittel anders gewählt werden als wenn der Schmerz durch Bewegung verstärkt wird. Für die Mittelauswahl ist außerdem von Bedeutung, ob z.B. Wärme die Beschwerden bessert oder verschlechtert.

Die Menge der erforderlichen Informationen bei der Auswahl homöopathischer Mittel lassen erkennen, warum sich diese Therapie nicht eben überragender Beliebtheit erfreut; erfordert sie doch im Gegensatz zur Verordnung chemischer Rheumamittel wesentlich mehr Detailkenntnisse sowie eine deutlich ausführlichere Befragung des Patienten. Trotzdem sollen hier einige wenige homöopathische Mittel Erwähnung finden, die häufig bei rheumatischen Erkrankungen angezeigt sind.

1) **Apis mellifica** Apis ist das Bienengift, das in homöopathischer Gabe bei folgenden Symptomen verwendet werden kann: Schwellung, Röte, Hitze und Schmerz; Besserung der Beschwerden durch kalte Umschläge.

   Diese Symptome finden sich am ehesten im akuten Schub eines chronischen Rheumatismus, wobei es zu eben diesen Symptomen an den Gelenken kommt. Diese werden dick, heiß, gegebenenfalls rot und verlangen nach Abkühlung. Dann ist Apis das Mittel der Wahl.

2) **Rhus toxicodendron** Ganz anders sind die Erscheinungen, wenn das Mittel Rhus toxicodendron (Giftsumach) angezeigt ist. Die Beschwerden treten bei völliger Ruhe auf, also wenn Arme und Beine unbewegt gehalten werden, z.B. während des Schlafes. Weiter ist dieses Mittel angezeigt, wenn Besserung durch Bewegung nach Überwindung eines gesteigerten Anfangsschmerzes eintritt und wenn Wärme bessert.

3) **Acidum Formica rufa** (Ameisensäure) Dieses Mittel wird aus der zerquetschten Ameise hergestellt und dann in homöopathischer Weise verdünnt. Formica rufa ist dann angezeigt, wenn die rheumatischen Beschwerden durch Bewegung schlimmer werden, der Patient jedoch trotzdem ein Bedürfnis nach Bewegung verspürt. Weiter spricht für dieses Mittel wenn Kälte, Wind und feuchtes Wetter nicht vertragen werden und wenn Hände und Füße einschlafen.

DIE DOSIERUNG HOMÖOPATHISCHER MITTEL

Der Laie macht nichts verkehrt, wenn er diese Mittel - falls angezeigt - zwei bis dreimal täglich in der homöopathischen Potenzierung D 6 einnimmt. Wichtig für eine erfolgreiche Anwendung der Mittel ist jedoch, dass der Kranke die zu dem Mittel gehörenden Symptome aufweist.

SCHWIERIGKEITEN BEIM VERSTÄNDNIS DER WIRKUNGSWEISE

Dass die Verordnung homöopathischer Mittel bei den meisten Ärzten auf Verstandes- und Verständnisschwierigkeiten stößt, ist durch mangelnde Beschäftigung mit der Materie ausreichend erklärbar. Als ich vor vielen Jahren ein Referat über wissenschaftliche Untersuchungen zum Nachweis der Wirkungen homöopathischer Mittel ausarbeitete, war ich erstaunt, wie umfangreich die Forschungen auf diesem Gebiet sind, die eindeutig belegen, dass die Wirkung homöopathischer Mittel - auch solcher mit Höchstverdünnungen - zweifelsfrei durch ganz verschiedene Untersuchungen und Untersuchungsmethoden bewiesen werden kann.

Viele Mediziner müssen allerdings erst einmal verstehen lernen, dass die Wirksamkeit einer Arznei nichts mit ihrer Stärke zu tun hat; ja das im Bereich der homöopathisch verarbeiteten Arznei (und auf die Form der Verarbeitung kommt es weitestgehend an) extrem hohe Verdünnungen viel länger in ihrer Wirkung anhalten als weniger hohe Verdünnungen. Nicht nur dem Laien, sondern mehr noch dem studierten Mediziner fällt es schwer zu verstehen, dass die Wirkung eines homöopathischen Mittels bei entsprechender Dosierung nicht nur Stunden, sondern sogar Tage, Wochen und Monate anhalten kann – und das um so länger, je höher die homöopathische Verdünnung (besser als Potenzierung bezeichnet) ist.

Die Homöopathie eröffnet dem Arzt ein weites Tätigkeitsfeld. Allerdings kann auch diese Therapie keine Wunder vollbringen, sondern muss in ein ganzheitliches Behandlungskonzept rheumatischer Krankheitsbilder eingebettet sein, zu dem natürlich auch Ernährungsmaßnahmen, die Beseitigung von Störfeldern, Bewegungstherapie und manches andere mehr gehören.

MISTELTHERAPIE

Obwohl Mistelpräparate wohl am häufigsten zur Behandlung von Krebserkrankungen eingesetzt werden, können sie aufgrund ihrer günstigen Wirkung auch bei rheumatischen Erkrankungen erfolgreich angewendet werden. Aufgrund einer Erhöhung der Körpertemperatur, ihrer Wirkung auf Thymus, Milz und die Aktivierung bestimmter weißer Blutzellen lassen sich günstige Erfolge dieser Therapie bei Rheuma - und zwar sowohl bei Arthrosen als auch bei Arthritis - nicht verleugnen. Die Misteltherapie gehört in die Hand des erfahrenen Therapeuten. Sie kann sowohl durch intravenöse Injektion systemisch eingesetzt werden als auch durch eine lokale Wirkung im Gelenkbereich wirksam sein. Selbst Mistelsalben können in diesem Zusammenhang zum Teil durchaus wirksam sein.

DIE COLON-HYDRO-THERAPIE - EINE ERGÄNZUNG DER RHEUMABEHANDLUNG.

Die Colon - Hydro - Therapie ist eine bei uns noch wenig bekannte, in den USA aber schon seit Jahren praktizierte Darmtherapie. Man kann sich diese Behandlung als eine Art „Lavage" (Wäsche) für den Darm vorstellen.

Über einen Tubus (Schlauch), den man wie eine Art dicker Katheter in den Darm einführt, gelangt unter leicht erhöhtem Druck erwärmtes Wasser in den Darm, das durch ein zweites Schlauchsystem wieder abfließen kann.

ALTE INKRUSTIERUNGEN WERDEN GELÖST

Von Behandlung zu Behandlung werden verhärtete Ablagerungen von den Darmwänden gelöst, alte Schlacken, Gärungsgiftstoffe und Darmgase aus dem Darmlumen herausgewaschen. Dadurch wird eine Autointoxikation (Selbstvergiftung aus dem Darm heraus) gestoppt.

Viele Erkrankungen, die dem Darm zugeordnet werden wie Infektionen, Entzündungen, bestimmte Rheumaformen, wie eben Polyarthritis, Akne, Psoriasis, hoher Blutdruck, Migräne und Allergien lassen sich durch eine Colon–Hydro-Therapie günstig beeinflussen oder sogar bessern.

RHEUMATIKER WERDEN BEWEGLICHER

Schon nach einer einzigen solchen Behandlung berichten viele Patienten darüber, dass sie sich objektiv wohler fühlen. Von Mal zu Mal werden während weiterer Behandlungen immer höhere Darmbereiche von alten Ablagerungen und Giftstoffen „freigewaschen". Erfahrungen belegen, dass dadurch bei vielen Rheumatikern die Beweglichkeit gebessert wird. Letztendlich lässt diese Beobachtung darauf schließen, dass Darmgiftstoffe in vielen Fällen zur Steifigkeit der Gelenke beitragen.

ACHTUNG VOR NAHRUNGSMITTELREAKTIONEN!

In dem Kapitel über das Fasten können Sie nachlesen, dass nach einigen Fastentagen gehäuft Reaktionen auf unverträgliche - sprich allergieauslösende Nahrungsmittel - auftreten. Das ist dadurch bedingt, dass nach einem Fasten die Darmwände weniger Ablagerungen aufweisen, so dass Allergene in direkteren Kontakt zu den Darmwänden treten. Dennoch beobachtet man nicht selten, dass nach drei-, ja manchmal bis nach sechswöchigen Fastenzeiten noch als Ausdruck der enormen Darmverschlackung Stuhlreste abgehen können.

VOR- UND NACHTEILE DER NAHRUNGSMITTELREAKTIONEN

Ein ähnliches, aber intensiveres Phänomen ergibt sich bei der Colon-Hydro-Therapie. Durch die hochgradige Darmreinigung findet ein außerordentlich intensiver Kontakt neu aufgenommener Nahrung zu den Darmschleimhäuten mit den Möglichkeiten einer intensivierten Reaktion statt.

Ein möglicher Nachteil ist, dass diese allergischen Reaktionen über den Darm zu vermehrten Gelenkbeschwerden führen werden. Von Vorteil ist allerdings, dass der Rheumatiker auf diese Art und Weise allmählich mehr Erfahrung gewinnt, welche Nahrungsmittel ihm zuträglich sind. Zusätzlich wird seine Beobachtungsgabe geschult und oft genug wird er sich überhaupt erstmals dessen bewusst, dass darmbezogene Nahrungsmittelunverträglichkeiten doch einen Einfluss auf das Rheuma haben.

ÜBERBLÄHTE UND AUSGELEIERTE DARMSCHLINGEN TONISIEREN SICH

In Folge von chronischen Gärungsprozessen kommt es im Darm häufig zu einer enormen Aufblähung und Erweiterung der Darmschlingen. Die physiologische Darmbakterienflora, die unter anderen einem wichtige Rolle bei der Synthese von Vitaminen spielt, wird geschädigt. Ortsfremde Mikroorganismen, unter ihnen auch Pilze, machen sich breit.

Dadurch wird die Aufnahme wichtiger Nähr- und Vitalstoffe behindert. Der Dickdarm verliert seinen normalen Tonus und Halt. Umrahmt der gesunde Dickdarm wie ein Bilderrahmen die übrigen Bauchorgane, kommt es in chronischen Krankheitsfällen zu erheblichen Verformungs- und Senkungserscheinungen des Dickdarms bis in das kleine Becken hinein. Die Bauchform wird besonders bei Frauen unterleibsbetont, die Senkung des Dickdarms verursacht durch den Druck auf Gebärmutter und Blase wiederum Senkungsbeschwerden dieser Organe.

VIELES WÄRE ZU VERMEIDEN

Sowohl schwere, chronische Erkrankungen des Dickdarms mit Bildung von Schleimhauttaschen (Divertikulose), Gär- und Bläherscheinungen als auch die Autotoxikose (Rückvergiftungen aus dem Darm) ließen sich durch eine sinnvolle Ernährung, ausreichende Bewegung und eine geeignete Darmtherapie erheblich vermindern.

KAPITEL 20

Der Gesunde hat viele Wünsche,
der Kranke nur einen.

RHEUMA HEILT MAN ANDERS

PATIENTENBERICHTE
Fall 1:

Patientin K. M., ein Mädchen, das mich im Alter von 11 Jahren in Begleitung seiner Eltern zum ersten Mal aufsucht.

Diagnose: Jugendliche Arthritis (rheumatoide Arthritis = primär chronische Polyarthritis).

Anderthalb Jahre zuvor waren Schmerzen im Bereich einer Ferse aufgetreten, danach ergaben sich zusätzliche Beschwerden im Bereich beider Sprunggelenke und der linken Hand. Das rechte Sprunggelenk war besonders schmerzhaft. Das Mädchen selbst konnte nur mit Krükken laufen und musste daher mit dem Auto zur Schule gebracht werden.

Nach bereits acht Behandlungen ist die Patientin in der Lage, ohne Krücken zu laufen, nach vierzehn Behandlungen spielt sie bereits zum ersten Mal wieder Volleyball. Nach achtzehn Behandlungen endgültige Beschwerdefreiheit.

Zuvor war dem Mädchen in einer Rheumaklinik dreimal im Bereich des rechten Sprunggelenkes chemisch die Gelenkinnenhaut entfernt worden (chemische Synovektomie). Bei diesem Verfahren wird die Gelenkinnenhaut durch ein chemisches Mittel zerstört, so dass sie sich nicht mehr entzünden kann. Aber selbst dieser Eingriff brachte ebenso wenig eine anhaltende Besserung, wie eine zusätzlich durchgeführte Kältekammerbehandlung.

Die bei uns durchgeführte Therapie bestand (wie in allen anderen Fällen auch), in einer konsequenten Ernährungsumstellung nach den Prinzipien der in Arthrose- und Arthritiskapitel besprochenen Kost. Als therapeutische Anwendung kam eine besondere Form der Sauerstofftherapie (Oxyvenierung) zum Einsatz; diese Therapie führt zu einer besonders starken Erhöhung bestimmter weisser Blutzellen im Blut, die im Sinne einer polizeilichen Einsatzgruppe im Körper diesen von Allergenen, Bakterien, Viren und deren Giftstoffen säubern.

Des Weiteren setzten wir eine Thymusbehandlung ein, die bei Kindern häufiger hilfreich ist, als bei Erwachsenen. Diese Behandlung führt zwar alleine nur teilweise zu einer ausreichenden Besserung; kann aber in Kombination mit Ernährungsmaßnahmen und ergänzenden Therapieverfahren, wie sie hier durchgeführt wurden, durchaus zu einer Wende bei diesem schwierigen Krankheitsbild beitragen.

Zusätzlich wurden die befallenen Gelenke neuraltherapeutisch behandelt, wobei insektenstichähnliche Quaddeln in die Haut über den entzündeten Gelenke gesetzt werden.

Die chemischen Rheumamittel wurden von den Eltern nach Maßgabe der Besserung selbst allmählich abgesetzt. Ein solcher Schritt ist allerdings nur zu empfehlen, wenn eine eintretende Besserung signalisiert, dass im Rahmen der durchgeführten Behandlung eine Stabilisierung des Krankheitsbildes erreicht wird.

In einer längeren Nachbeobachtungsphase, die sich der Therapie anschloss, ist das Mädchen bis heute beschwerdefrei geblieben. Allerdings wurde auf mein Anraten hin die durchgeführte Ernährungsumstellung konsequent beibehalten.

Möglicherweise ist dem Kind eine lebenslange Erkrankung mit Gelenkverkrüppelungen und Invalidität erspart geblieben. Die Krankenkasse kann zigtausende Mark an Behandlungs- und Arbeitsausfallkosten einsparen. Dennoch bestand der Dank der Krankenkasse (Deutsche Bundesbahn) für die Heilung ihrer Versicherten in der Ablehnung, die Behandlungskosten für eine „Außenseitertherapie" zu übernehmen. Die Eltern waren in der Lage, die finanziellen Mittel dafür aufzubringen und taten dies gern.

Aber was ist das für eine Politik der Krankenkassen, die von ihren Versicherten Beitragszahlung erzwingt, sie aber bei der Behandlung ihrer Krankheiten weitestgehend entmündigt? Kostspielige Aufenthalte in Rheumakliniken werden anstandslos bezahlt, auch für Medikamente mit schwersten Nebenwirkungen ist jeder Preis recht. Bei einer aktiven Behandlung, die mit einer veränderten Lebensweise und Stabilisierung des Immunsystems verbunden ist und nachweislich in diesem - wie in vielen anderen Fällen auch - zu einer allmählichen Heilung geführt hat, wird die Kostenübernahme versagt. Wie lange werden entmündigte Bürger sich noch mit dieser Situation zufrieden geben?

Fall 2:

Frau M. T., 73 Jahre alt, leidet seit neunzehn Jahren an einer chronischen Polyarthritis mit beidseitigem Befall der Kniegelenke, der Hüften und Schultern. Die Behandlung ähnelt der des vorherigen Falls, nur dass wir hier an Stelle der Oxyvenierung eine Ozontherapie einsetzten. Die Ozontherapie bewirkt eine nachhaltige Besserung der Durchblutung und Entsäuerung der Gewebe. Sie aktiviert die Leber- und Nierenfunktion und bessert die Entzündungstendenzen im Körper.

(Der gewebsentsäuernde Effekt der Ozontherapie lässt sich aus folgendem Beispiel erkennen: Bei einer Patientin, bei der wir wegen eines fortgeschrittenen Krampfaderleidens mit Stauungsbeschwerden in beiden Beinen eine Ozoninjektion in die erweiterten Krampfadern durchführten, stiegen die pH-Werte des Urins nach jeder Behandlung deutlich an. Die Dame - eine Apothekerin - schwebte nach der Behandlung jeweils wie auf einer Wolke, so leicht fühlte sie sich. Die erheblichen Stauungsbeschwerden in den Beinen verschwanden schnell.)

Frau M. T. hatte das Glück, trotz ihrer fast zwei Jahrzehnte währenden Erkrankung bereits nach zwölf Behandlungen voll beschwerdefrei zu sein. Was sind zwölf Behandlungen bei einer bereits neunzehn Jahre währenden Behandlung? Sie sagt zum Schluss fast mit Tränen in den Augen: „Es ist schön, wieder keine Schmerzen zu spüren."

Fall: 3

Frau E. F., 55 Jahre, hat Gelenkbeschwerden im Sinne einer Polyarthritis in zahlreichen Gelenken mit begleitenden deformierenden Veränderungen der Wirbelsäule und dadurch bedingten chronischen Schmerzzuständen. Frau F., die wegen ihrer Beschwerden immer depressiv, dabei auch gereizt erscheint, bleibt einige Monate in unserer Behandlung.

Anders, als bei den zuvor geschilderten Fällen wurde hier zur Besserung der reduzierten Reaktionslage zusätzlich eine Therapie mit Bakterientoxinen im Sinne einer Reiztherapie eingesetzt.

Als Frau F. sich nach Abschluss der wegen ihrer Psycholabilität verschleppten Behandlung nach neun Monaten bei ihrem Hausarzt wieder vorstellt, äußert dieser: „Mein Gott, wer auch immer was oder wie gemacht hat, Sie springen ja herum wie ein junges Reh!"

175

Fall 4:

M. K., 22 Jahre alt, leidet seit ca. fünfzehn Monaten an einer Polyarthritis. Eine Behandlung über ein Vierteljahr führt zu einer deutlichen Besserung der Rheumabeschwerden. Restbeschwerden im Sinne einer Morgensteifigkeit bleiben allerdings noch bestehen. Nach Anhalten zu konsequenterer Ernährungsdurchführung unter Verzicht auf Getreide und Bevorzugung einer basischen Rohkost (Keimlinge, Obst, Nüsse) weitest gehende Besserung der Restbeschwerden.

Fall 5:

Frau E. W., 38 Jahre alt, leidet seit einem Jahr an Polyarthritis. Befallen sind Schulter, Handgelenke, Finger, Oberschenkel. Laborchemisch findet sich eine positive Rheumaserologie und erhöhte Blutsenkung. Weil die bei der Therapie freigesetzten Giftstoffe vom Zahnarzt nicht ausreichend ausgeleitet wurden, kommt es nach der Entfernung von Amalgamfüllungen zu einem Rheumaschub. Durch eine Ernährungsumstellung auf eine Kost ohne Weizen, Milchprodukte, Eier und Kaffee tritt eine deutliche Besserung bis fast zur Beschwerdefreiheit hin ein.

Fall 6:

Frau W. K., 27 Jahre alt, leidet an einer Polyarthritis mit starken Deformierungen der Fingergelenke. Zusätzlich bestehen an vielen anderen Gelenken entzündliche Reaktionen.

Nach Ernährungsumstellung und sechswöchiger Therapie deutliche Besserung der Schmerzen (um ca. 50 Prozent), so dass die Patientin mit dem Erfolg zufrieden ist.

Zusätzlich berichtet sie, eine deutlich geringere Morgensteifigkeit bemerkt zu haben, wenn sie sich im Bett anders herumlegt (Kopf zum Fußende).

Nach zwei Jahren lässt sich die Patientin nochmals einige Behandlungen geben, um den Erfolg der ersten Behandlung zu stabilisieren.

Fall 7:

Herr R. Sch., 38 Jahre, leidet bereits sein halbes Leben lang unter der Bechterewschen Krankheit. Die Beweglichkeit der Wirbelsäule ist erheblich eingeschränkt, bei gestreckten Knien beträgt der Abstand zwischen Finger und Boden dreißig Zentimeter. Mithin ist es zu einer erheblichen Versteifung der Wirbelsäule gekommen. Auch die Beweglichkeit der

Halswirbelsäule ist massiv eingeschränkt: Kann ein gesunder Mensch der sich stehend an eine Wand anlehnt, diese problemlos mit seinem Kopf berühren, fehlen bei Herrn Sch. immerhin neunzehn Zentimeter bis zur Wandberührung.

Herr Sch. war ein Mann im besten Lebensalter, gebrechlich, antriebsarm und erschöpft! In seinem Beruf als Fahrlehrer ist der Patient erheblich eingeschränkt und fühlt sich so kraftlos, dass er tagsüber viel auf der Couch liegt, nachts aber wegen seiner Schmerzen auf wacht. Die Beschwerden werden morgens durch Bewegung allmählich etwas besser, treten aber ab Mittag bereits wieder vermehrt auf.

Eine Basistherapie mit einem Rheumalangzeitmedikament (Azulfidine) ist von dem Patienten abgesetzt worden, weil er dadurch depressiv wurde. Zusätzlich nimmt er dreimal täglich ein weiteres Rheumaschmerzmittel und erhält zudem wegen einer rheumatischen Regenbogenhautentzündung Cortison.

Wir begannen bei Herrn Sch. mit einer Ernährungsumstellung nach den in diesem Buch beschriebenen Kriterien. Das Körpergewicht reduzierte sich um elf Kilogramm.

Im Rahmen einer Anschlussbehandlung, die der unserer anderen Patienten ähnelt, kommt es als erstes zu einer erheblichen Besserung des Allgemeinzustandes. Die Urin - pH-Werte werden basisch. Bereits nach zehn Behandlungen ist das Bücken wesentlich erleichtert, die morgendlichen Beschwerden gehen deutlich zurück. Die anfangs erhöhten Knochenenzyme fallen ebenfalls ab.

Der weitere Verlauf bleibt abzuwarten, aber wenn die Ernährungsspielregeln und - solange noch Entzündungszeichen nachweisbar sind- ausreichende Ruhepausen weiter eingehalten werden wird sicherlich eine weitere stetige Besserung eintreten.

Fall 8:
Den folgenden Fall erwähne ich, da es geraume Zeit brauchte, bis uns eine Lösung gelang.

Herr H. S. war ein vierzigjähriger Lehrer, der unter anderem Sport unterrichtete. Seit etwa einem halben Jahr litt er unter einer chronischen Polyarthritis, die zu Beschwerden in vielerlei Gelenken geführt hatte. Neben der Rheumaerkrankung litt H. S. immer wieder an gravierenden

Entzündungen der Nebenhöhlen, der Mandeln, der Augen. Er wies Zahnherde und einen stark gestörten Magen-Darm-Trakt mit Magen- und Zwölffingerdarmbeschwerden auf, als Folge einer erheblichen toxischen Belastung durch vielerlei Giftstoffe des Körpers lag ebenfalls eine Bauchspeicheldrüsenreizung, eine stark gestörte Darmbakterienflora und einer vergrößerte Leber vor.

Als wir im Herbst 1984 mit der Behandlung begannen, war Herr S. bereits einige Zeit in naturheilkundlicher Behandlung gewesen, ohne dass sich eine nennenswerte Besserung gezeigt hätte. Das Blut zeigte deutliche Entzündungstendenzen und war viel zu dick, was als Folge einer zu eiweißreichen Kost betrachtet werden musste. Später einmal erzählte mir Herr S., dass er sich bereits im Rollstuhl gesehen hätte.

Herr S. war ein Patient, wie man ihn sich nur wünschen konnte. Er suchte nicht tausenderlei Ausflüchte, um sein Leben nicht ändern zu müssen, sondern setzte alle Empfehlungen ohne Zögern in die Tat um. Neben einer Ernährungsumstellung behandelten wir mit Ozon, Thymus, Mistelpräparaten, Zink und Kupfer, Neuraltherapie im Bereich der entzündeten Gelenke, der Wirbelsäule und der Bauchorgane.

Der erwünschte Erfolg blieb indes aus. Eine Blutegelbehandlung an dem am stärksten befallenen Gelenk erbrachte eine Teilbesserung, konnte aber die Gesamtproblematik nicht lösen.

Wie bereits an anderen Stellen ausführlichst erwähnt, ist ja das Rheuma keinesfalls eine primäre Gelenkerkrankung, sondern (beantworten Sie diese Frage selbst!). Die Gelenkerscheinungen sind Folge entzündlicher Reaktionen in anderen Körperbereichen als Folge der dort freigesetzten Entzündungsstoffe.

Als sich trotz fortgesetzter Therapie in keiner Weiser eine Besserung einstellen wollte, begann der Patient verständlicherweise, an der Genesung zu zweifeln. Einzig und allein meiner Zuversicht, dass auch seine Rheumaerkrankung stabilisiert werden könne, erhielt seine Hoffnung aufrecht.

Es hat in diesem Fall nahezu ein Jahr gedauert, bis die Krankheit mit ständigem Auf und Ab erheblich gebessert werden konnte. Bis zu diesem Zeitpunkt traten noch mehrfach schwere Entzündungen der Nasennebenhöhlen, Mandeln, Augen und Störungen im Verdauungstrakt auf.

Eine geschwächten Konstitution, zahlreiche Entzündungsherde im Körper, eine stark gestörte körpereigene Bakterienflora, die normalerweise als Schutzschild gegen pathogene Bakterien, Viren und Hefepilze wirkt, verzögerten die Genesung bei Herrn S. stark.

Just in jenem Moment, als er nahezu jegliche Hoffnung auf eine Genesung aufgeben wollte, begann die Erkrankung allmählich ihre Aggressivität zu verlieren. Die Ausdauer wurde belohnt. Das Ziel einer allmählichen Heilung (denn heute ist Herr S. vollkommen beschwerdefrei) konnte nur erreicht werden, indem der eingeschlagene Weg ohne Zögern und Zaudern beschritten wurde.

Weite Durststrecken waren zu überwinden, bevor das Schicksal sich gnädig zeigte. Es dauerte noch eine geraume Zeit, bis alle chronischen Entzündungsherde im Körper abgeheilt waren. Heute, über sechs Jahre nach Beginn der Therapie, ist Herr S. ein lebendes Beispiel wirklicher Gesundheit. Er berichtete, dass er sich dermaßen wohl fühle, wie er es früher nie zu hoffen gewagt habe.

Leider wäre mancher Zögernde und Zaudernde mit seiner Erkrankung in diesem Fall auf der Strecke geblieben, angesichts dieser langwierigen Wegstrecke. Über Jahrzehnte züchten wir Krankheiten an. Wenn wir nicht innerhalb von Tagen gesund werden, hadern wir mit unserem Schicksal. Herr S. hat aufgrund eigener Überzeugung vielen Kranken Wege aus ihrer Hoffnungslosigkeit gezeigt. Manche gesundeten, andere pflegen ihre Krankheiten. Was wir nicht lernen, erleiden wir!

Fall 9:

Bei Frau E. K. die vor Beginn ihrer Krankheit trotz ihres Alters von 79 Jahren noch vor Vitalität strotzte, liegt das seltene rheumatisches Krankheitsbild einer Polymyalgia rheumatica vor. Hierunter verstehen wir eine schwere, entzündliche Rheumaerkrankung, die ganz bevorzugt, die Muskeln befällt.

Wer glaubt, dass diese Krankheit weniger problematisch ist, irrt. Mit unheimlicher Entzündungsbereitschaft befällt sie die Muskulatur. Bewegungseinschränkungen, Steifigkeit und Schmerzen sind nicht geringer ausgeprägt als bei rheumatischen Gelenkerkrankungen.

Bei Frau K. tritt die Erkrankung während eines Aufenthaltes auf einer Nordseeinsel nach einem Rachinfekt auf. Sie leidet unter massiven

Muskel- und Knochenschmerzen am ganzen Körper. Die Blutsenkung steigt auf einen Wert von 55/120 hoch. Das Wundermittel Cortison, als Stoßtherapie eingesetzt, bringt eine schnelle Besserung, muss aber zur Sicherung des Behandlungserfolges weiter verabreicht werden.

Wir setzen das bei uns übliche therapeutische Vorgehen ein: Ernährungsumstellung, Stoffwechselkontrolle, Immunbehandlung. Wegen der eindeutig infektiösen Ursache der Erkrankung führen wir mit dem Präparat Symbioflor eine Maßnahme zur Stärkung der körpereigenen Schutzbakterienflora durch. Zusätzlich werden die Mandeln mehrfach mit einem Neuraltherapeutikum (Xylocain) unterspritzt.

Nach mehreren Monaten sind alle Beschwerden verschwunden. Das Cortison kann allmählich reduziert werden. Hier zeigt das homöopathische Mittel Vipera berus, ein Schlangengift, eine gute Wirkung auf den Krankheitsverlauf.

Gleichwohl ist zu erwarten, dass es längere Zeit dauern wird, bis die Entzündungsbereitschaft solcher Erkrankungen gebremst ist. Bis zu dem Zeitpunkt, wo das Immunsystem ausreichend gestärkt und die Krankheitsanfälligkeit ausgemerzt ist, werden nach Ernährungsfehlern, negativen Witterungseinflüssen, Infekten, sowie übermäßig körperlichen und psychischen Belastungen nach wie vor Aktivierungen des Krankheitsbildes auftreten können. Erst danach werden weder Infekte noch Ernährungsfehler, das Rheuma erneut aufflackern lassen, wenn sie nicht zur Routine werden.

KAPITEL 21

Der Kranke ist nicht etwa
das bemitleidenswerte Opfer ,
sondern selbst der Täter

WIE HEILT MAN ANDERE
KRANKHEITEN?

„Rheuma heilt man anders", ist der Titel dieses Buches. Aber nicht jeder chronisch Kranke leidet unter Rheuma. Obwohl nicht Thema dieses Buches, sollen hier noch einige andere Aspekte verschiedener anderer Krankheiten erwähnt werden. Wir tun dies einmal, um Ihnen Anhaltspunkte zu geben, falls Sie je erkranken oder an einer solchen Krankheit leiden sollten. Dies - so hoffe ich - wird aber ein Ausnahmefall sein, wenn Sie sich an die in diesem Buch erwähnten Ernährungsrichtlinien halten und zusätzlich für psychische Ausgeglichenheit, ausreichende Bewegung an frischer Luft sowie einen ungestörten Schlafplatz sorgen.

Zum anderen mag es Ihnen Anreiz sein, sich mit diesen Erkrankungen vielleicht einmal näher zu befassen, möglichst schon bevor Sie krank werden. Denn wenn Sie im Erkrankungsfalle bereits über entsprechende Informationen verfügen, werden Sie nicht mehr kopflos reagieren, keine fragwürdigen Therapien über sich ergehen lassen und eine sinnvolle Weichenstellung für sich vornehmen können. Zum dritten werden Sie in der Lage sein, anderen gesundheitlich Angeschlagenen den einen oder anderen Tipp zur Wiederherstellung ihrer Gesundheit mit natürlichen und maßvollen Maßnahmen zu geben.

HERZ- UND GEFÄSSKRANKHEITEN

Wer weiß schon, dass man so häufige Zivilisationskrankheiten wie Herzinfarkt, Schlaganfall und Hörsturz nahezu hundertprozentig vermeiden kann? Auch jemand, der bereits 2 Herzinfarkte erlitten hat, müsste keine Angst vor einem weiteren Infarkt haben, wenn er sich an bestimmte Spielregeln hielte. Dazu gehören eine säurefreie Kost mit der Erzielung optimal basischer pH-Werte und ausreichende Bewegung an frischer Luft zum Herz- und Kreislauftraining. Von besonderer Bedeutung ist darüber hinaus der herzwirksame Mineralstoff Magnesium sowie das Vitamin E.

GEFÄSSE ZU - ZEHEN SCHWARZ!

Was solch eine Verhaltensweise bewirken kann, sei an dem Beispiel einer meiner Patientinnen erzählt:

Frau M. F., 57 Jahre, langjährige Raucherin und gleichzeitig an Diabetes erkrankt, litt unter einer schweren arteriellen Verschlusskrankheit der Gefäße des linken Beines("Raucherbein"). Das betroffene Bein fühlte sich kälter an, als das rechte Bein, das noch deutlich besser durchblutet war. Kurz vor der Erstvorstellung in unserer Praxis hatte Frau F. noch eine Lungenentzündung überstanden. Aktuell waren der erste, zweite und vierte Zeh des linken Beins vollkommen abgestorben und wiesen bereits eine schwarze, gangränöse (wundbrandähnliche) Verfärbung auf. Darüber hinaus bestand ein handtellergroßes, offenes Geschwür am linken Unterschenkel.

DIE KLINIK WILL AMPUTIEREN

Eine chirurgische Klinik hatte Frau F. eröffnet, dass man ihr Bein in Oberschenkelhöhe amputieren müsse. Begreiflicherweise fiel es der Patientin jedoch schwer, sich zu dieser Maßnahme durchzuringen. Sie wäre wohl bereit gewesen, den Vorfuß zu opfern, aber die Vorstellung, gleich das ganze Bein zu verlieren, versetzte ihr einen gehörigen Schock.

Als wir die Behandlung bei Frau F. begannen, stellten wir natürlich als erstes die Ernährung um, zumal sie gleichzeitig einen Diabetes mellitus hatte. Auch rieten wir ihr das Rauchen aufzugeben, das ihr jahrelang eine liebe Gewohnheit gewesen war. Am Herz der Patientin lag bereits eine Verengung der Koronararterien (Herzkranzgefäße) vor und eine Herzmuskelschwäche hatte sich dazugesellt. Auch der Alkohol - in Maßen genossen - gehörte als Folge gesellschaftlicher Verpflichtungen ebenfalls zu den krankmachenden Faktoren in den Lebensumständen unserer Patientin.

UNGÜNSTIGE VORAUSSETZUNGEN FÜR RASCHE GENESUNG

Die Untersuchung des Blutes ergab leicht erhöhte Leberenzyme und stark erhöhte Enzyme der Gallenwege auf. Die Cholesterinwerte waren ebenfalls - bei einem zu geringen Anteil der Schutzcholesterine (HDL) - deutlich erhöht. Außerdem war die Anzahl der Leukozyten (weiße Blutkörperchen) stark erhöht - insgesamt keine günstigen Voraussetzungen für eine rasche Genesung.

Für die Rettung Ihres Beines war Frau F. auch ein Weg von fast 100 Kilometer nicht zu weit. Wir achteten bei unseren Patientin darauf, dass ihre Urin-pH-Werte in einem basischen Bereich tendierten. Nach fünf Wochen der Behandlung zeichnete sich eine Besserung ab. Konnte Frau F. vorher nur wenige Schritte laufen, so waren nun die Schwellungen in den Füßen abgeklungen, obwohl sie keinerlei Entwässerungsmedikamente erhielt. Schon bei der vierten Behandlung fühlte sich das Bein mit den toten Zehen wieder wärmer an.

DIE NATUR AMPUTIERT SELBST

Das Unterschenkelgeschwür am erkrankten Bein war ebenfalls bereits trockener geworden. Die abgestorbenen Zehen grenzten sich schärfer zum umgebenden und noch durchbluteten Gewebe ab. Im August war die Patientin hinsichtlich der Schmerzen in ihrem linken Bein bereits tageweise beschwerdefrei, die früher bestehende Luftnot war ebenfalls verschwunden. Die Oberbauchbeschwerden im Leber - Galle - Bereich hatten deutlich nachgelassen, das Unterschenkelgeschwür war komplett abgeheilt. Der kleine Zeh wurde vom Körper selbst unblutig abgesetzt, das heißt er fiel ab und fand sich eines Morgens im Verband. Hier war die Natur zu einem genialen Chirurgen geworden.

ALLE BEGLEITERKRANKUNGEN WERDEN GEBESSERT

Vor Weihnachten war die Patientin seit langem wieder das erste Mal vollkommen beschwerdefrei eine weite Strecke gelaufen und hatte unter anderem den Weihnachtsmarkt besucht. Wenig später „amputierte" der Körper selbst auch noch den letzten der abgestorbenen Zehen, den Großzeh. Damit war die Geschichte dieses „chirurgischen" Krankenblattes abgeschlossen. Statt des ganzen Beines hatte der Körper nur die bereits abgestorbenen drei toten Zehen opfern müssen. Ohne jeden Krankenhausaufenthalt war eine schwerwiegende Erkrankung mit extremen Durchblutungsstörungen, Herzmuskelschwäche, Wasseransammlungen in den Beinen, Störungen der Leber- und Gallenfunktion sowie diabetischen Stoffwechselstörungen bereinigt worden, ohne dass - wie von der Klinik geplant - die Amputation des Beines notwendig wurde. Lediglich die bereits abgestorbenen schwarzen Zehen mussten geopfert werden und wurden von der Natur selbst unblutig abgesetzt. Sogar als der große Zeh - im Verband mumifiziert - abgefallen war, hinterließ dies nur eine winzige Wunde, die sehr schnell abheilte.

Natürlich gehörte eine große Menge Erfahrung von Seiten des behandelnden Arztes und Vertrauen von Seiten der Patientin dazu, um einen solch unkonventionellen Behandlungsweg zu gehen.

Als die Patientin sich nicht in der Klinik meldete, um sich - wie empfohlen - das Bein amputieren zu lassen, versuchte die Klinik mehrmals mit ihr in Kontakt zu treten. Auf dringenden Wunsch stellte sich Frau F. dann im Januar, nachdem der letzte Zeh mumifiziert im Verband lag, nochmals in der chirurgischen Klinik vor. Man wunderte sich, dass die Patientin neue Gefäße entwickelt hatte. Man fragte, welcher Chirurg die Amputation vorgenommen habe. Er hätte gute Arbeit geleistet. Die Natur leistet immer gute Arbeit, wenn man ihr die richtigen Voraussetzungen schafft.

GESCHICHTE EINER HERZKRANZGEFÄSSERKRANKUNG

Bäckermeister H. K. hatte vor sechs Jahren seine Ehefrau verloren. Wegen einer Verengung seiner Herzkranzgefäße erhielt er ein Medikament, durch das er sich im Anfang putzmunter fühlte. Dann jedoch bekam es ihm nicht mehr. Andere Medikamente erzielten Übelkeit und Brechreiz. Die Untersuchung in einer Herzklinik ergab einen fast kompletten Verschluss eines Herzkranzgefäßes (95 Prozent).

Neben einer Ernährungsumstellung, die sich angesichts seines Berufes schwierig gestaltete, setzten wir ein Medikament zur Behandlung seiner Herzmuskelschwäche (Novodigal) ab, weil es unnötig war. Als wirksame Herzschutzpräparate substituierten wir die Mineralstoffe Kalium und Magnesium, letzteres zur besseren Aufnahme durch den Körper intravenös. Zusätzlich führten wir eine Ozontherapie mit zehn Einzelbehandlungen durch, die wir nach einem Jahr nochmals wiederholten.

Nach der zweiten Behandlungsserie, nach der sich der Patient außergewöhnlich wohl fühlte, wurde nochmals eine Herzkatheteruntersuchung durchgeführt. Diese ergab eine deutlich bessere Kollateralenbildung (Ausbildung von Umgehungskreisläufen) im Bereich der stark verengten

Herkranzarterie. Eine Besserung der Durchblutungssituation in dieser Form hätten die Ärzte - so berichtete der Patient - noch nie gesehen. Sie fragten ihn, ob er etwas Besonderes gemacht hätte. Dies verneinte der Patient. Er hatte Angst, seinen „Abweg" in die „Außenseitermedizin" zuzugeben, die vielleicht doch eher eine „Insidermedizin" ist. Noch heute - sieben Jahren später - hat der Bäckermeister trotz seiner 95%igen Herzkranzgefäßverengung keinen Herzinfarkt erlitten.

VIELE BEGLEITERKRANKUNGEN

Die Angst vor einer Herzoperation hatte diesen Patienten - sicher sehr zu seinem eigenen Vorteil - in ein therapeutisch ungefährlicheres Fahrwasser gebracht. Trotz begleitender Fettstoffwechselstörungen, Zuckererkrankung, Leberschäden und chronischer Bauchspeicheldrüsenentzündung hat sich Herr K. gesundheitlich sehr zufriedenstellend gehalten. Wäre er weniger den Verführungen seines Berufes ausgesetzt, wären seine Begleiterkrankungen mit Sicherheit ebenfalls zu beheben gewesen.

EINE TUMORERKRANKUNG

Frau K. war 59 Jahre alt und litt an einem Gebärmutterhalskrebs, der das ganze Becken durchwachsen hatte. Man hatte bereits eine Radiumeinlage in den Gebärmutterhals vorgenommen und anschließend eine Radiumbestrahlung des Beckens durchgeführt. Die Patientin kam nun mit Darmblutungen, starken allergischen Reaktionen am ganzen Körper und Unterschenkelgeschwüren an beiden Beinen in unsere Praxis. Außerdem waren nach der Strahlentherapie starke Rückenschmerzen aufgetreten. Insgesamt war Frau K. durch die Vorbehandlung 7 - 8 cm kleiner geworden.

Zur Besserung ihrer schweren Tumorerkrankung führten wir bei Frau K. folgende Behandlungen durch: Ernährungsumstellung, Hochfrequenztherapie, Behandlung mit Thymusspritzen und Präparaten der Fa. Vitorgan sowie dem biologischen Krebspräparat Polyerga. Nach etwa zweijähriger Behandlungszeit hatte sich die große Geschwulst im kleinen Becken vollständig zurückgebildet. Die Ärzte im Krankenhaus und der mitbehandelnde Gynäkologe waren erstaunt. Ein Interesse daran, was wir gemacht hatten, bestand offensichtlich nicht, denn eine entsprechende Anfrage an uns ist trotz der spektakulären Heilung nie erfolgt. Und dass man in diesem Fall von einer Heilung sprechen kann, davon gehe ich aus, denn achteinhalb Jahre nach Beginn der Behandlung ist Frau K. immer noch beschwerdefrei.

EIN FALL VON MULTIPLER SKLEROSE

Frau M. C., 36 Jahre alt, erlitt im Jahre 1983 den ersten Schub einer multiplen Sklerose mit Doppelbildern und Gleichgewichtsstörungen. Vor diesem Zeitpunkt hatte Frau C. bereits unter Rheuma, Mandelentzündungen und Migräneanfällen zu leiden. Im Krankenhaus verabreichte man Frau C. eine Infusion mit Cortison, dem Wundermittel der modernen Medizin für alle Krankheiten, das hilft und schadet ohne dabei allerdings zu heilen.

Als die Patientin sich bei mir vorstellte, befand sie sich im zweiten Schub ihrer Erkrankung. Erneut erhielt sie Cortison in recht hohen Dosen. Sie sah alles doppelt und litt unter weiteren ausgeprägten Sehstörungen. Auf der Straße stolperte sie über ihre eigenen Füße und hatte schon seit Jahren unter einer extremen Form körperlicher Erschöpfung gelitten.

Unnötig zu erwähnen, dass wir als erstes die Ernährung umstellten. Begleitende therapeutische Maßnahmen waren: Sauerstoffinfusionen, vorübergehende Verwendung von Thymuspräparaten, sowie Einsatz homöopathischer Begleitmittel der Fa. Heel. Im Rahmen unserer Maßnahmen klang der Krankheitsschub vollkommen ab, und bis heute haben wir keinen Rückfall erlebt.

„Zufall", werden sehr viele Ärzte sagen.

AMYOTROPHE LATERALSKLEROSE

Herr F. K., 64 Jahre alt, erkrankte an einer der schlimmsten neurologischen Krankheitsformen, nämlich einer sogenannten amyotrophen Lateralsklerose. Diese Erkrankung führt praktisch in jedem Fall innerhalb weniger Jahre durch fortschreitende Lähmungen der Muskulatur zum Tode. Nicht selten tritt der Tod infolge fortschreitender Lähmungserscheinungen der Atemmuskulatur durch Ersticken ein.

Etliche Monate hatte Herr K. bereits stationär in einer Universitätsklinik zugebracht. Dort war man ratlos. Mit den Zeichen einer fortschreitenden Verschlechterung wurde Herr K. schließlich entlassen. Er spürte eine zunehmende Schwere in den Beinen und konnte vor Kraftlosigkeit nicht mehr ohne Gehhilfen laufen. Die Sprache wurde lallend. Nachts bekam er Erstickungsanfälle, so dass immer wieder notfallmäßig ärztliche Hilfe erforderlich wurde. Er litt unter schwersten Depressionen, die mit Weinkrämpfen einhergingen. Außerdem bestanden begleitende Entzündungen der Prostata und Blase.

Ein Häufchen Elend saß in der Sprechstunde vor mir. Der Allgemeinzustand war von Hinfälligkeit geprägt, eine Herzmuskelschwäche führte zu Wasseransammlungen in den Beinen. Da er kaum noch Kontrolle über seine Füße besaß, stürzte Herr K. häufig. Seine Bronchien waren oft durch starke Schleimansammlungen verstopft und häufig war die Nase zu.

Was tun?

Das war im Juni 1990. Da wir in etlichen anderen Fällen recht gute Erfahrungen mit der biologischen Behandlung gemacht hatten, bestand die begründete Hoffnung, auch im Falle von Herrn K. eine deutliche Besserung und vielleicht sogar einen Stillstand der Erkrankung erreichen zu können.

Bereits kurze Zeit nach Therapiebeginn traten deutliche Veränderungen im Krankheitsbild auf: Die schweren Depressionen verschwanden vollständig, die schwere Erschöpfung besserte sich zusehends. Die Verschleimung der Atemwege ließ deutlich nach und die nächtlichen ärztlichen Noteinsätze waren nicht mehr notwendig. Die Atmung stabilisierte sich zusehends und auch die Beine waren nicht mehr geschwollen.

Was haben wir getan?

Die Ernährung wurde auf eine streng basische Grundkost mit Obst, Gemüse und Nüssen umgestellt. Die tägliche Trinkmenge wurde erhöht. Eine Immuntherapie wurde eingeleitet und wegen der schweren Erstickungsanfälle setzten wir das homöopathische Mittel Apis als Hochpotenz ein. Nach einer kurzen, aber heftigen Anfangsverschlimmerung wurde die Atmung von Mal zu Mal besser.

Eine anfängliche Beteiligung der Krankenkasse an den Kosten wurde nicht verlängert, obwohl wir weitere stationäre Behandlungen vollkommen vermeiden konnten, die vorher monatelang nichts bewirkten als eine Verschlechterung.

Wie der weitere Verlauf sein wird, steht in den Sternen.

EIN FALL VON COLITIS ULCEROSA

Herr D. S. war 55 Jahre und litt bereits ca. sieben Jahre unter Darmblutungen, die als Folge einer Colitis ulcerosa (chronischen Entzündung der Dickdarmschleimhäute)aufgetreten waren. Ähnlich wie Rheumaerkrankungen belastet diese Erkrankung viele Betroffene ein Leben lang. Sie macht es nicht selten notwendig, von der Entzündung befallene Darmanteile operativ zu entfernen und im Krankheitsschub hohe Dosen Cortison zu verabreichen. Außerdem steigert dies die Wahrscheinlichkeit einer Dickdarmkrebserkrankung.

Im Falle von Herrn S. war die Erkrankung nach einer Unterkühlung nach einem Eisunfall aufgetreten. Im weiteren Verlauf kamen ein totaler Leistungsabfall, Erstickungsgefühle und die bereits genannten Darmblutungen hinzu. Der Stuhlgang war durchfallartig und der Stuhl oft eitrig. Der Leib war aufgetrieben, der gesamte Dickdarmbereich stark druckempfindlich.

Der Blutbefund erbrachte eindeutige Hinweise auf eine entzündliche Aktivität. Die Darmbakterienflora war hochgradig gestört, wobei eine physiologisch körpereigene Darmflora hemmend auf die Ausbreitung pathogener Keime - einschließlich Darmpilzen - wirkt.

Therapeutisches Vorgehen:

Da der Kolitis-Patient genauso wie der Arthritis-Patient ein Allergiker ist, leiteten wir als erstes eine Ernährungsumstellung nach den in diesem Buch besprochenen Prinzipien (kein Milcheiweiß, Brot, Zucker, Alkohol, Obstsäfte, Essig etc.) ein. Der zweite Schritt bestand in einer Zahnsanierung nach den Prinzipien einer biologischen Zahnmedizin (Extraktionen von toten Zähnen, Entfernung der toxisch - belastenden Amalgamfüllungen). In einem anderen ähnlich gelagerten Fall hörten sämtliche Darmblutungen nach der Entfernung der Amalgamplomben auf! Auch wenn man dieses Ergebnis nicht verallgemeinern sollte, lässt es dennoch erkennen, wie massiv die Auswirkungen solcher Faktoren auf die Gesundheit sein können!

Bei Herrn S. verschwanden nach der Zahnsanierung Schwellungen der Halsweichteile, stark erweiterte, schwarzrote Adern im Gaumenbereich bildeten sich zurück. Die Nase wurde freier und bis in den Thorax hinein hatte Herr S. das Gefühl, besser atmen zu können. Ein früher im Bauchbereich auftretender, ziehender Schmerz verschwand ganz. Auch die Blut- und Schleimabsonderungen im Stuhl gingen als Folge von Zahnsanierung, Ernährungsumstellung und Immuntherapie zurück; ergänzend setzten wir das schleimhautregenerierende Mittel Mucosa compositum der Firma Heel ein. Die gestörte Darmflora wurde mit den Mitteln Hylak forte und Colibiogen stabilisiert, Darmgifte wurden durch die innerliche Einnahme von Heilerde eliminiert.

Obwohl die Behandlung schnelle Besserung erbrachte, traten unter bestimmten Ernährungsfehlern wiederholt vorübergehende Verschlechterungen auf.

Wegen zu dicken Blutes (erhöhter Hämatokritwert, oft eine Folge zu hoher Eiweißzufuhr) machten wir drei kleine Aderlässe. Bei Blutungen half das Phytotherapeutikum Hydrastis recht schnell.

In seinem Beruf war Herr S. in hohe Maße elektromagnetischen Strahlen und chemisch-toxischen Belastungen ausgesetzt, was einer schnellen Genesung sicherlich nicht dienlich war. Gleichwohl trat eine zunehmende Stabilisierung des gesundheitlichen Zustandes ein. Zusätzlich berichtete Herr S., dass er allmählich besser sehen könnte, nachdem schon zehn Jahre zuvor die Sehleistung allmählich nachgelassen hatte. Sogar kleine Schrift konnte von ihm wieder entziffert werden. Wenn auch hier die Besserung nicht in einem stetigen Aufwärtstrend verlief - und es sollen bewusst auch turbulente Verläufe dargestellt werden - ist Herr S. allmählich so weit gesundet, dass er seinen Beruf in leitender Position wieder voll ausüben kann.

SIE KONNTE NICHT „JA" SAGEN -
oder wie eine Schüttellähmung (Parkinsonsche Krankheit) behoben wurde

Frau K. war mit ihren 49 Jahren eigentlich im besten Alter, hätte nicht bereits vor fünf Jahren bei ihr ein Zittern im ganzen Körper begonnen, das stetig stärker wurde. Besonders der Kopf war von der Schüttellähmung betroffen. Schließlich wagte sich Frau K. nicht mehr unter Menschen. Sie war sehr depressiv und litt unter einer Klaustrophobie (krankhafte Furcht vor geschlossenen Räumen).

Die Behandlung begann mit einer kompletten Ernährungsumstellung und Stoffwechseltherapie (Regulierung des Säure-Basen-Haushaltes). Intravenöse Sauerstoffgaben sowie ein Homöopathikum für den Hirnstoffwechsel (Cerebrum compositum der Fa. Heel) ergänzten die Therapie. Zusätzliche Begleitmaßnahmen waren die Gabe von Magnesium (Lockerung der Muskulatur) und ein pflanzliches Durchblutungsmittel (Rökan).

Unter diesem Konzept kam es zu einer stetigen Besserung der Schüttellähmung. War Frau K. anfangs aus Angst vor ihren Mitmenschen kaum aus dem Haus gegangen und konnte ihre Krankheit halbwegs nur nachts ertragen, weil dann die Symptome etwas schwächer wurden, kehrten Lebensfreude und Vitalität mit der kontinuierlichen Besserung wieder zurück. Der Allgemeinzustand wurde deutlich besser, ebenso wie auch der Schlaf. Wie Frau K. berichtete, wisse sie endlich wieder, was Schlafen bedeutet. Sie könne besser atmen und das Herz springe nicht mehr so wild. Begleitende Wadenkrämpfe und ein lästiges Hautjucken verschwanden ebenfalls.

Die Kreislaufbeschwerden ließen sich vollkommen beheben. Zum Ende der Therapie war das Schütteln noch nicht ganz behoben, aber in erheblichem Umfang gebessert. Durch Fortführung der Behandlung besteht Aussicht auf vollkommene Beschwerdefreiheit. Frau K. meldete sich zu einem Tanzkurs an.

EIN FALL VON LEUKÄMIE

Karin war siebzehn Jahre alt als sie von einer schweren Krankheit heimgesucht wurde. Ihre Diagnose war verschleppt worden und lautete akute myeloische Leukämie (schwere Form einer Leukämie). Zum Zeitpunkt der Diagnose wies ihr Blut nur noch einen Hämoglobinwert (Gehalt an rotem Blutfarbstoff) von 2,2 Grammprozent auf, normal sind 12-14 Grammprozent).

Die Zahl der Gerinnungsplättchen (Thrombozyten) betrug nur noch 21.000, bei einem Normalwert von 150.000 - 300.000. Vorausgegangen war der endgültigen Diagnose eine vierwöchige Erkrankung mit hohen Temperaturen, Halsschmerzen und Schluckbeschwerden.

EINE CHEMOTHERAPIE WIRD EINGELEITET

Wegen des schwierigen Krankheitsbildes mit extrem schlechten Laborwerten wurde in der nächstgelegenen Universitätsklinik eine Chemotherapie (Behandlung mit Zellgiften) eingeleitet. Diese Behandlung hatte

- obwohl hoch toxisch - eine gewisse Berechtigung. Obwohl wir wissen, dass gerade die Chemotherapie selbst wiederum zum Auftreten von Leukämieerkrankungen beitragen kann, bietet sie immerhin bei Kindern und Jugendlichen abhängig von der Leukämieform eine Heilungschance von 20 - 80 Prozent. Bei der akut myeloischen Leukämie, unter der Karin litt, wurden die Heilungschancen von der Klinik mit 20 Prozent angegeben.

Während die Heilungschancen bei Erwachsenen mit den am häufigsten vorkommenden Tumorerkrankungen (z.B. Brust-, Magen-, Darm-, und Lungenkrebs) gering oder so gut wie gar nicht vorhanden sind, bietet die Chemotherapie bei Leukämieerkrankungen eine gewisse Chance, was allein die Durchführung dieser aggressiven Behandlungsmaßnahmen rechtfertigt.

Bei Karin kam es nach Einleitung einer ersten Chemotherapie im Dezember 1987 und einer Erhaltungschemotherapie im Juni 1988 zu einer kompletten Normalisierung aller Blutwerte. Zwischenzeitlich hatten wir bei dem Mädchen mit einer Ernährungsumstellung begonnen, den Säure-Basen-Haushalt reguliert (eine Übersäuerung beeinflusst nach Roucek und anderen die Prognose von Krebserkrankungen ungünstig) und eine Behandlung zur Besserung der Abwehrlage eingeleitet. Diese umfasste die Therapie mit einem Mistelpräparat (Iscador), Thymuspräparaten nach Sandberg und eine Sauerstoffbehandlung nach Regelsberger. Eine Zahnsanierung wurde vorgenommen und eine Untersuchung des Schlafplatzes auf Störfelder durchgeführt.

DIE ZEIT NUTZEN

Ganz bewusst hatten wir die Zeit zwischen den zwei Chemotherapiezyklen benutzt, um das geschwächte Immunsystem aufzupäppeln. Denn wann immer eine chronische, insbesondere aber schwerwiegende Erkrankung im Körper Platz greift, bedeutet dies, dass das körpereigene Abwehrsystem erlahmt ist und der Unterstützung durch eine regulierende Behandlungsmaßnahme bedarf.

Nach den zwei durchgeführten Chemotherapiezyklen und den eingeleiteten biologischen Behandlungsmaßnahmen war das Blutbild von Karin vollkommen normal. Den Empfehlungen der Klinik, die begonnene Therapie mit chemischen Zellgiften weiter fortzuführen, konnte ich nicht guten Gewissens folgen. Ein Blutbild kann nicht normaler als normal werden, jede weitere Behandlung hätte die immunschädigenden Eigenschaften der Chemotherapie stärker zum Tragen gebracht, während ein weiterer therapeutischer Sinn angesichts des stabilen Blutbildes fraglich erschien.

WIDER DIE STARREN LEHRDOGMEN

Das Vorgehen nach einem starren Lehrdogma kann zwar aus Sicht der Statistik sinnvoll sein, ob es allerdings der Individualität eines Einzelfalles gerecht wird, ist eine andere Frage. Die Klinik fühlte sich in ihrer fachlichen Kompetenz wohl beschnitten, musste letztendlich aber die Entscheidung von Karin und ihren Eltern gegen eine weitere Durchführung einer Chemotherapie akzeptieren.

Bis heute ist bei meiner Patienten kein weiteres Tumorrezidiv (Rückfall) aufgetreten. Es mag durchaus sein, dass dieser Behandlungserfolg allein der Chemotherapie zuzuschreiben ist. Es ist allerdings auch durchaus möglich, dass die immunstärkende Begleitbehandlung mit zu diesem Erfolg beigetragen hat. Dies wird im Nachhinein wohl niemand sagen können. Es soll auch keineswegs der Anschein erweckt werden, als hätte nicht auch die Chemotherapie allein zu diesem Ergebnis führen können.

AGGRESSIVE BEHANDLUNGEN ABSCHWÄCHEN

Gleichwohl erscheint es mir wichtig, aggressive Behandlungsmaßnahmen in ihren negativen Auswirkungen durch Immunbehandlungen zu reduzieren und verträglicher zu machen. Gleichzeitig soll damit die Tendenz zum Auftreten neuer Tumorerkrankungen wegen der aggressiven Nebenwirkungen einer Chemotherapie abgeschwächt werden. Denn eine Chemotherapie allein wird kaum zur Heilung einer Tumorerkrankung führen können, wenn dem Körper jegliche Restimmunität fehlt.

Der Fall Karin ist bis heute gutgegangen. Wem hätte man die Verantwortung auferlegt, wenn es zu einem Rückfall gekommen wäre? Wohl dem, der eine weitere Chemotherapie abgelehnt hat - oder besser gesagt - nicht weiter für verantwortbar hielt. Was wäre indes, wenn trotz fortgesetzter Chemotherapie ein Rückfall aufgetreten wäre? In diesem Falle hätte sich niemand einen Vorwurf machen müssen, denn schulmedizinisch wäre ja alles richtig gelaufen!

KAPITEL 22

Kommt der Schmerz, so halte still
und frage, was er von dir will.

DIE THERAPIE MIT CHEMISCHEN RHEUMAPRÄPARATEN

Die Therapie mit chemischen Rheumapräparaten erscheint als ein notwendiges Übel. Allerdings begleitet dieses „notwendige Übel" den Rheumakranken in der Regel auf Lebenszeit. Denn ein chemisches Präparat wird höchstens ausnahmsweise in der Lage sein, Rheuma zu heilen. Meist wird der Kranke froh sein müssen, damit eine annehmbare Linderung seiner Beschwerden zu erzielen, und dies unter Inkaufnahme einer Fülle von Nebenwirkungen. Denn ein gut wirksames chemisches Antirheumatikum mit vergleichsweise wenigen und erträglichen Nebenwirkungen bleibt weiterhin ein Wunschtraum. Manches Mal stellt sich bei der Langzeitanwendung dieser Präparate die Frage: Was ist eigentlich schlimmer: die Erkrankung selbst oder die Medikamente und ihre Nebenwirkungen.

Bis heute kann jede Verordnung von nebenwirkungsbelasteten Rheumapräparaten nur ein Notbehelf sein, der die sinnvolle Anwendung anderer Therapieformen (Ernährungstherapie, Fasten, biologische Medizin) nicht zu ersetzen vermag.

Dennoch ist es leider immer noch so, dass eine konventionelle „schulmedizinische" Rheumatherapie immer noch schwerpunktmäßig mit dem Einsatz einer Vielzahl synthetischer Rheumamedikamente gleichzusetzen ist. Da eine Heilung mit diesem therapeutischen Regime nur Zufall sein kann , werden die Rheumakliniken auf Jahre, wenn nicht auf Jahrzehnte hinaus überbelegt sein. Der Leidtragende dieses Systems ist und bleibt der Patient.

In mehr oder weniger kurzen Intervallen erscheinen neue Rheumapräparate auf dem Markt, die begierig von den Rheumatologen aufgenommen und erprobt werden. Ein Hinweis darauf, wie wenig befriedigend der bisherige Stand der Rheumatherapie ist.

Damit soll nicht jede Form einer maßvollen Anwendung dieser Präparate verurteilt werden. Aber als 1982 das Rheumapräparat Coxigon aus dem Handel genommen wurde, waren bereits viele Dutzend Todesfälle aufgetreten. Die Herstellerfirma - der US-Pharmagigant Elli-Lilly - hatte mit Coxigon fast 30 % seines bundesdeutschen Pharmaumsatzes erreicht.

Später wurde auch der Indikationsbereich der phenylbutazonhaltigen Rheumapräparate (Butazolidin, Tanderil) stark eingeschränkt. Die Anzahl der Todesfälle ist nicht bekannt, dürfte aber weltweit in die Tausende gehen.

Selbst bei oberflächlich harmlos wirkenden Rheumamitteln wie Acetylsalicylsäure (= Aspirin und andere) treten bei ca. 50 % der Patienten Blutungen im Magen-Darm-Bereich auf. Die Zahl der Todesfälle durch Magengeschwüre etc. ist nicht zu eruieren.

NEBENWIRKUNGSPROFILE DER AM HÄUFIGSTEN VERWENDETEN ANTIRHEUMATIKA:

Aspirin: Kopfschmerzen, Erbrechen, Magenbeschwerden bei bis zu 30% der Patienten, Magen-, Darmblutungen bis zu 50 %, Geschwüre im Magen-Darm-Bereich. Bei höherer Dosierung Ohrensausen und schlechtes Hören.

Indometazin (Indocid, Generika mit dem Namen Indometazin & Firmenbezeichnung): Kopfschmerzen, Magen-Darm-Störungen, Schwindel, Sehstörungen.

Piroxicam (Felden, Pirox-CT, Generika mit dem namen Piroxicam & Firmenbezeichnung): Einlagerung von Salz und Wasser, schwere allergische Erscheinungen, Magen-Darm-Störungen (Verstopfungen, Durchfälle, Blutungen mit zum Teil tödlichem Ausgang).

Diclofenac (Allvora, Voltaren Generika mit dem Namren Diclofenac & Firmenbezeichnung): Kopfschmerzen, bei jedem **dritten** Patienten Magen-Darm-Störungen, zentralnervöse Störungen wie Schwindel und Sehstörungen.

Grundsätzlich besteht bei ALLEN kortisonfreien Rheumaschmerzmitteln eine erhöhte Gefahr von Blutungen im Magen-Darm-Trakt und/oder ein erhöhtes Schlaganfallrisiko!!!

Cortisonhaltige Präparate (z.B. Decortin, Urbason, Dexamonozon): Blut-, Leber- und Nierenschäden, Knochenerweichung und Knorpelschäden, Einlagerung von Salz und Wasser im Körper, Blutungen und Geschwüre im Magen-Darm-Trakt, verminderte Infektabwehr, Augen- und Muskelschäden.

Goldhaltige Präparate: Allergische und toxische Hautreaktionen, Durchfälle bis hin zu Darmblutungen, Störungen der Blutbildung, Nieren- und Leberschäden, Nerven- und Hirnentzündung.

Resorchin: Lichtüberempfindlichkeit, Magen-Darm-Störungen, relativ häufig Sehstörungen mit Netzhautschäden, Nervenschäden.

Azulfidine Allergische Erscheinungen, Blutschäden, Leber- und Nierenschäden.

Eine ausführliche Übersicht der aktuell gebräuchlichen Rheumamittel finden Sie im zweiten Teil dieses Buches, Rheuma heilt man andres, Teil II; 2012, 4Flamingos Verlag Rheine

Aus dem Nebenwirkungsprofil der meisten Antirheumatika lässt sich entnehmen, dass Schäden oft gravierender Natur sind, da sie besonders wichtige Organe betreffen. Immer wieder sind es Schäden der Leber und Nieren (besonders bei Gold, aber auch bei nahezu allen anderen Präparaten), des Magen-Darm-Bereichs (praktisch alle Antirheumatika), der Augen (besonders Resorchin), der Knochen und Knorpel (besonders cortisonhaltige Präparate), der Immunabwehr (besonders Cortison), des Flüssigkeitshaushaltes, was Gewebsaufschwemmung durch Wassereinlagerung bedeutet (Felden, Butazolidin und andere), Knochenmarkschäden, etc. .

Obwohl ich - wie schon erwähnt - die Therapie mit solchen Präparaten nicht generell ablehne, müssen aber immer wieder Dosierung und Dauer der Verordnung überprüft werden. Leider ist es so, dass die Medikamente mit den stärksten Nebenwirkungen am häufigsten eingesetzt werden, während Präparate, die fast oder ganz nebenwirkungsfrei sind sowie geeignete biologische Behandlungsmethoden so gut wie nicht zum Einsatz kommen.

Daraus ergibt sich, dass der Rheumakranke in der übergroßen Mehrzahl der Fälle trotz ständiger Behandlung durch Rheumatologen, Rheumakliniken und operative Eingriffe ein Leben lang ein Leidender bleiben wird. Denn nahezu alle chemischen Präparate wirken nur symptomatisch auf das Krankheitsbild ein, indem sie Schmerz und Entzündung unterdrücken oder das Immunsystem blockieren.

Bei Arthrosen und nicht entzündlichen Wirbelsäulenerkrankungen sollte der Einsatz von Rheumaschmerzmitteln sogar weitgehend unterbleiben. Bei den entzündlichen Rheumaformen werden in der Mehrzahl der Fälle auch routinemäßig sogenannte Basismedikamente eingesetzt. Unter Basismedikamenten versteht die Medizin solche Rheumamittel, die erst nach längerer Anlaufzeit, vielfach erst nach mehreren Monaten wirken und zu einer Nivellierung der Schmerz- und Entzündungszustände beitragen sollen. Hierzu gehören besonders Goldpräparate, Resorchin und andere Medikamente der Antimalariareihe sowie Azulfidine RA (neuerdings häufig verwendet, das Medikament ist eine Verbindung zwischen Acetylsalicylsäure - also dem bekannten Aspirin - und einem Chemotherapeutikum mit bakterienhemmender Wirkung).

Obwohl man diese Präparate als Basistherapeutika bezeichnet, werden sie ihrer Aufgabe als „Basismedikamente insofern in der Regel nicht gerecht, als sie dem Rheuma nicht wirklich den Boden (die „Basis") entziehen. Denn nach Absetzung dieser Präparate verschlechtert sich das Rheuma in der großen Mehrzahl der Fälle allmählich wieder. Darüber hinaus wird eine Vielzahl von Patienten - trotz offensichtlicher Erfolglosigkeit - jahrelang mit diesen Präparaten weiterbehandelt. Schwere Therapieschäden bleiben häufig nicht aus. Auch bei anfänglich guter Verträglichkeit können noch nach vielen Jahren einer Goldtherapie erhebliche Leber-, Nieren- und Knochenmarkschäden auftreten. Die vorgeschriebenen wöchentlichen bis zweiwöchentlichen Blutkontrollen lassen sich praktisch kaum durchführen.

Der Einsatz solcher Medikamente auf Dauer ist in der Regel nur dann gerechtfertigt, wenn ein Krankheitsbild durch die im biologischen Therapiekonzept vorgestellten Maßnahmen nicht ausreichend zu beeinflussen ist, was jedoch die Ausnahme darstellt.

BEISPIELE FÜR THERAPIESCHÄDEN DURCH RHEUMAMITTEL

1) Frau F. H. war wegen einer schweren Polyarthritis in einem großen Klinikum auf eine Vielfachmedikation schwerer Antirheumatika ein-

gestellt worden. Hierzu gehörten: Cortison, Gold, Resorchin, Amuno und Felden. Auf Grund der summatorischen Effekte der sehr nebenwirkungsreichen Medikamente bleiben Langzeitschäden in der Regel nicht aus. Frau H. hatte zwar unter dieser aggressiven Therapieform eine deutliche Besserung ihrer Rheumabeschwerden erreichen können, suchte mich aber dann wegen zunehmender Sehstörungen auf. Deswegen führte ich neben einer Ernährungsumstellung eine biologische Begleitmedikation durch, unter der wir schrittweise die chemischen Medikamente reduzierten und schließlich absetzten.

Ein solches Vorgehen darf bei einer so intensiven Medikation allerdings nicht abrupt durchgeführt werden, weil es sonst zum Auftreten von Rheumaschüben kommt. Wir setzten zuallererst das Resorchin ab, weil es die schwersten Nebenwirkungen auf die Augen hat. Im weiteren Verlauf schlichen wir uns dann aus der Gold- und der Cortisontherapie sowie letztlich aus der Medikation von Amuno und Felden aus. Dafür hatte ich einen Zeitraum von anderthalb Jahren veranschlagt.

Sicherlich hätte man evtl. das Absetzen der Medikamente auch rascher vollziehen können, indes wollte ich angesichts der Schwere des rheumatischen Krankheitsbildes nicht das Risiko eines neuen Krankheitsaufflackerns eingehen. Nach Absetzen aller Medikamente blieb die Patientin jahrelang beschwerdefrei. Durch fehlerhafte Ernährungsweise traten nach Ablauf mehrerer Jahre wieder neue Gelenkbeschwerden auf. Das bedeutet, dass der Rheumakranke seine rheumatische Krankheitsdisposition ein Leben lang behält und wieder dahin zurückfallen kann, wenn er der Krankheit neuen Nährboden gibt.

2) Herr B. L. mit einer schweren, deformierenden Polyarthritis bekam eine Basistherapie mit Goldinjektionen. Auf das Gold kam es zu schweren allergischen Reaktionen, das Präparat eiterte regelrecht aus den Injektionsstellen heraus.

3) Frau A. V. hatte auf eine Goldtherapie eine schwerste Leberschädigung mit massivem Leberzellzerfall erlitten. Bestimmte Leber-

enzyme (Transaminasen) stiegen bis auf über 1 500 Einheiten an (die Normwerte liegen bei 20). Zuvor hatte bereits eine Therapie mit Zellgiften, sogenannten Zytostatika, die auch in der Krebstherapie verwendet werden und in diesem Fall die Bildung von Antikörpern blockieren sollten, zu schweren Blutbildschäden geführt.

Eine Interferontherapie, die ebenfalls nicht besonders leberfreundlich ist, hatte nur zu einer Besserung von wenigen Wochen geführt. Weitere Therapieschäden traten als Folge anderer Medikamente auf.

Somit hatte nahezu alles, was die konventionelle Rheumatherapie hier zum Einsatz brachte, der Patientin nicht nur nicht geholfen, sondern sogar erhebliche Therapieschäden hinterlassen.

Zu Beginn meiner Behandlung stand die Patientin immer noch unter einer Cortisontherapie und Begleitmedikation mit sogenannten nichtsteroidalen (cortisonfreien) Antirheumatika. In diesem Fall mussten wir nicht nur die Krankheit, sondern auch die schweren Therapieschäden behandeln. Trotzdem ergab sich ein günstiger Verlauf. Frau A. V. hatte bereits nach einer Behandlungszeit von wenigen Wochen bis zu 90 % weniger Beschwerden. Sie weinte vor Freude, da sie nun seit langem erstmals ohne extreme Schmerzzustände leben konnte. Allerdings können wir nicht in jedem Fall mit einer so schnellen Besserung eines so schweren Krankheitsbildes rechnen.

Als es der Patientin von ihren Beschwerden her schon recht gut ging, verzehrte sie einmal trotz Verbots eine dünne Scheibe Bauchschinken („Herr Doktor, kann denn eine so dünne Scheibe so viel ausmachen?") und konnte die folgende Nacht vor Schmerzen nicht schlafen.

4) Herr W. L. hatte wegen starker Rückenschmerzen cortisonhaltige Spritzen erhalten. Darauf hin traten erhebliche Darmblutungen auf, die den Ausschluss einer organischen Darmkrankheit erforderlich machten. Es konnte aber weder ein Darmkrebs noch eine medikamentenunabhängige Darmentzündung festgestellt werden, die

auch zu Blutungen hätten führen können. Somit verblieb nur eine Möglichkeit: Die Blutungen waren also rein medikamentös bedingt.

5) Herr Z. litt unter einem schweren Morbus Bechterew. Die verordneten Präparate vertrug er sehr schlecht, sie bereiteten ihm erhebliche Magenschmerzen. Wegen der Schwere der Erkrankung war ein sofortiges Absetzen der chemischen Rheumapräparate indes nicht möglich. Durch eine Ernährungsumstellung auf säurefreie Kost, konnte der Patient allerdings sein Medikament (Voltaren) nach wenigen Tagen wieder beschwerdefrei vertragen.

6) Frau D. H., meine Mutter, litt unter einer schweren Ischialgie (Schmerzausstrahlung vom Rücken zum Bein durch bandscheibenbedingten Druck auf eine Nervenwurzel). Vom behandelnden Orthopäden am Wohnort erhielt sie das Rheumaschmerzmittel Amuno verordnet. Bereits nach kurzfristiger Einnahme kam es zu schweren Nierenblutungen und einem akuten Nierenversagen, die eine Blutwäsche an der künstlichen Niere erforderlich machte. Zum Glück erholten sich die Nieren allmählich wieder bis auf eine teilweise Restschädigung, allerdings blieben auch die Ischiasbeschwerden bestehen. In der behandelnden Klinik empfahl man die Weiterbehandlung durch einen Neurologen; dennoch zeichnete sich keine Besserung ab. In unverändertem Zustand kam meine Mutter zu mir zur Behandlung. Bereits nach wenigen Sitzungen, mit einer Ozon- und Akupunkturbehandlung, konnte eine volle Beschwerdefreiheit erreicht werden .

7) Patient K. H., mein Vater, litt durch einen sogenannten Verschleiß der Bandscheiben und Deformierung der kleinen Wirbelgelenke sowie Randzackenbildung der Wirbelkörper unter schweren Rückenschmerzen. Er war bereit, dem Arzt 10 000 DM zu zahlen, der ihn von seinen Beschwerden befreien könne. Als die Beschwerden unverändert blieben, nahm er die längere Reise zu mir in Kauf und wurde innerhalb von zwei Wochen durch eine kombinierte ambulante Therapie mit Ozon und Neuraltherapie nahezu beschwerdefrei.

8) Patientin E. B., 67 Jahre alt. Diagnose: schwere Verlaufsform einer Polyarthritis. Stark erhöhte Blutsenkungswerte, wobei die Werte für die erste und zweite Stunde beide über 100 Millimeter lagen. (Normal bis ca. 10 Millimeter für die erste Stunde.) Hoch positive Rheumawerte, extreme Gelenkschwellungen. Der rechte Ellenbogen ist so stark wie ein sonst stark entzündetes Knie geschwollen. Ebenfalls starke Schwellungen der Kniegelenke, der Finger- und Handgelenke sowie in geringerem Ausmaß im Bereich der Schultergelenke.

Eine lang anhaltende Cortisontherapie hatte zusätzlich zu den bestehenden Rheumabeschwerden zu schwersten Schäden an Knorpel und Knochen geführt. Wenn die Patientin Knie- oder Ellenbogen bewegte, setzten Reibegeräusche ein, als wäre ein ganzes Mahlwerk in Betrieb. Noch im Nebenzimmer konnte man durch die geschlossene Türe jede Gelenkbewegung beim Aus- und Anziehen wahrnehmen. Eine intensiv durchgeführte biologische Rheumabehandlung (eingesetzt wurden Ozon- und Thymustherapie, eine Infiltration der geschwollenen Gelenke mit abschwellenden homöopathischen Präparaten sowie eine Begleitmedikation mit naturheilkundlichen Rheumapräparaten, zusätzlich natürlich eine Ernährungsumstellung) führte allmählich zu einem vollkommenen Abschwellen der Gelenke.

Die Blutsenkungswerte besserten sich erheblich. Gleichwohl blieben massive Gelenkschmerzen durch die eingetretene Knochen- und Knorpelschädigung, nicht zuletzt unter dem langfristig schädigenden Einfluss der Cortisontherapie, bestehen, so dass dies einer der wenigen Fälle war, wo ich einen operativen Gelenkeingriff für nicht mehr zu umgehen hielt.

Hätte man vor Eintreten dieser Spätfolgen eine anders geartete Rheumatherapie durchgeführt, wäre die operative Behandlung sicherlich vermeidbar gewesen. Denn die Entzündungszeichen ließen sich trotz der Schwere der Erkrankung günstig beeinflussen, wo hingegen die therapieresistenten Schmerzen Folge der weitgehenden arthritischen Gelenkzerstörung waren.

KAPITEL 23

DURCH DIE WIDRIGKEITEN ZU DEN STERNEN

Im abschließenden Kapitel dieses Buches möchte ich nochmals ein Resümee ziehen und einige Gedanken Revue passieren lassen. Der Titel dieses Buches „Rheuma heilt man anders" soll ja bereits darauf hinweisen, dass der Rheumakranke wenig Aussichten auf Heilung hat, wenn er die üblichen Therapiewege beschreitet.

FRÜHE DIAGNOSE - BESTE HEILUNGSCHANCEN

Ich habe bereits nachhaltig darauf hingewiesen, dass eine frühzeitige Diagnose effektive Heilungschancen nur dann eröffnet, wenn der Krankheit mit einem sinnvollen Konzept begegnet wird. Ein sinnvolles Therapiekonzept wird sofort mit einer Ernährungsumstellung - darüber ist ja genügend in diesem Buch geschrieben worden - und einem effektiven biologischen Therapiekonzept beginnen.

Alle längerfristig bestehenden Gelenk- oder Weichteilbeschwerden sind rheumaverdächtig. Wir sind in unserer Praxis immer wieder gut damit gefahren, alle Beschwerden im Gelenk-, Muskel-, Bänder- und Sehnenbereich, die länger als drei Wochen bestehen blieben, als Rheuma zu betrachten und zu therapieren.

Wie oft mussten wir erleben, wie sowohl durch namhafte Rheumakliniken als auch Universitätskliniken zu Beginn der Beschwerden die Diagnose „Rheuma" nicht gestellt wurde weil es an ausreichenden und aussagekräftigen Befunden mangelte. Meine eigene Krankengeschichte ist der beste Beweis für diese Situation.

Wie oft wurden bei Patienten, die mich aufsuchten, fortwährend – und besonders morgens – auftretende Steifigkeiten an den Gelenken, Schmerzen an den Zehen, am Fußrücken oder der Achillessehne bzw. in einem Schultergelenk als Bagatelleerkrankung behandelt, die sich dann nach Monaten und manchmal auch erst nach Jahren zum Vollbild der Krankheit entwickelten.

ERST NACH JAHRZEHNTEN DIE RICHTIGE DIAGNOSE

Nicht selten waren Patienten bei mir, bei denen erst nach zwanzig bis dreißig Jahren (!) eine richtige Diagnose gestellt wurde. Was ist das für eine Medizin, die in den Mittelpunkt Ihrer Betrachtungen nicht den Patienten mit seinen subjektiven Beschwerden stellt, sondern aus Gründen Ihrer Wissenschaftlichkeit eine Krankheit erst als solche anerkennt, wenn sie in gewisse Schemata und Schablonen passt!

BESONDERE AUFMERKSAMKEIT BEI FAMILIÄRER VORBELASTUNG MIT RHEUMAERKRANKUNGEN

Besonders achtsam muss man sein, wenn Gelenk- oder Weichteilbeschwerden bei Patienten auftreten, in deren Familie bei Eltern, Großeltern, Geschwistern oder Tanten bzw. Onkeln bereits eine Rheumaerkrankung vorliegt. Auch das gehäufte Vorkommen einer Schuppenflechte (Psoriasis) in einer Familie muss als Warnsymptom gelten, da Schuppenflechte und Rheuma von einer Generation zu anderen wechseln oder aber auch kombiniert beim selben Patienten vorkommen können.

Auch eine erhöhte Blutsenkung, Verschiebungen in der Elektrophorese (Serumeiweißkurve) mit verminderten Albuminen und erhöhten Gamma - Globulinen sind rheumaverdächtig; ähnlich verhält es sich bei einem Eisenmangel und / oder einer Erhöhung des Kupferspiegels, die jeder Therapie trotzen. Denn beim Rheumapatienten kommt es durch die bestehende Entzündung häufig zu einer Verschiebung dieser Werte im Blut. Dabei liegt nur selten ein echter Eisenmangel vor, d. h. auch bei reichlicher Eisenzufuhr bleiben die Eisenwerte bei diesen Patienten schlecht; eine ständige Behandlung mit Eisenpräparaten wäre ohnehin falsch.

VORÜBERGEHENDE ERSCHEINUNGEN MÜSSEN WARNEN

Auch gehäuft auftretende Augenentzündungen und Bindehautreizungen können ebenso ein frühes Rheumasymptom sein, wie Herzrhythmusstörungen in Verbindung mit anderen Beschwerden. Auch der vorübergehende Nachweis von Rheumafaktoren muss alle Warnglocken bezüglich einer Rheumaerkrankung läuten lassen.

Ähnlich wie bei anderen Erkrankungen müssen Laborwerte nicht ständig erhöht sein; je nach Verlauf einer Erkrankung können Rheumawerte positiv sein oder negativ werden.

WAS DER RHEUMAFAKTOR BEDEUTET

Ein positiver Nachweis des Rheumafaktors (Abkürzung RF) ist - auch wenn dies in keinem Lehrbuch steht - in meinen Augen und nach meinen Erfahrungen nur dann möglich, wenn dem Rheuma nicht ausgeheilte Viruserkrankungen zugrunde liegen. Also ist der Rheumafaktor ein Hinweis auf eine virusbedingte Ursache des Rheumas!

Ein weiterer Rheumatest, der Antistreptolysintiter- oder ASL – Test, dient dem Nachweis von Bakteriengiften, die rheumaauslösend wirken können wird nur bei bakteriellen Erkrankungen positiv. Der dritte Rheumawert, das C-reaktive Protein (CRP), wird nur nachzuweisen sein, wenn in deutlichem Umfang aktuelle Entzündungsreaktionen vorliegen. Bei geringen Entzündungstendenzen kann auch dieser Rheumawert negativ sein.

RÖNTGENVERÄNDERUNGEN KÖNNEN HINWEISE GEBEN

Nicht weniger problematisch ist die Diagnostik beim Bechterew-Patienten. Hier ist in ca. 90% oder mehr aller Fälle der sogenannten HLA B-27-Test positiv. Allerdings liefert uns dieser Test, der im übrigen bei mir selbst negativ war, nur einen Hinweis auf eine ererbte Anfälligkeit für diese Erkrankung, beweist aber nicht das Vorliegen eines Morbus Bechterew. Findet man besonders bei jungen Patienten eine Kombination von chronischen Rückenschmerzen, Steifigkeit im Kreuz sowie einen positiven HLA B 27-Test, besteht ein dringender Verdacht auf eine Bechterewsche Erkrankung. Häufig finden sich dann auch im Röntgenbild Veränderungen an den Ileosacralfugen (Verbindungen von Bekken und Kreuzbein). Auch beim Polyarthritispatienten können röntgenologisch „mottenfraßähnliche" Veränderungen an den Gelenken nachzuweisen sein.

WERTVOLLE LABORUNTERSUCHUNGEN

Bei unklaren, rheumaverdächtigen Beschwerden hat sich folgendes Laborprofil als sinnvoll erwiesen:

- Blutsenkung
- großes Blutbild (Differentialblutbild) zum Erkennen schlechter Fließeigenschaften des Blutes, von Allergietendenzen, Abwehrschwäche mit Verminderung von Leukozyten und / oder Lymphozyten, Blutarmut.
- Die drei Rheumawerte: Rheumafaktor (RF), Antistreptolysintiter (ASL) und C - reaktives Protein (CRP).
- Serumeisen (erniedrigt) und Serumkupfer (erhöht).
- Elektrophorese (Serumeiweißkurve): Verminderung von Albuminen und Erhöhung der Gamma - Globuline bei entzündlichen Prozessen
- Leber und Nierenwerte, alkalische Phosphatase (weist bei normalen Leberwerten auf Entzündungsreaktionen in den Knochen hin), bei Erhöhung des letztgenannten Wertes empfiehlt sich darüber hinaus eine Bestimmung der Schilddrüsenhormone, da auch Überfunktionen dieses Organs zur Erhöhung des Knochenstoffwechsels und der alkalischen Phosphatase führen.

FRÜHZEITIGE BEHANDLUNG ANSTREBEN

Scheuen Sie sich nicht, bei bestehenden Beschwerden selber aktiv dagegen vorzugehen.

ÜBERSICHT VON SELBSTHILFEMASSNAHMEN BEI VORLIEGENDEN RHEUMABESCHWERDEN

Wir wollen in diesem letzten Kapitel aus Gründen der Übersichtlichkeit nochmals die in den verschiedenen Kapiteln aufgeführten Maßnahmen ausführen, die sich häufig als hilfreich erwiesen haben. Bitte beachten Sie, dass bei schwierigen Rheumaverlaufsformen oder länger bestehenden Beschwerden die Inanspruchnahme eines erfahrenen Therapeuten sinnvoll ist. Auch sollte bei beginnenden Rheumabeschwerden, die Ihren Selbstmaßnahmen trotzen, wegen der guten Heilungschancen bei frühzeitigem Therapiebeginn nicht versäumt werden, entsprechende Therapiemöglichkeiten, bevorzugt biologischer Art, in Anspruch zu nehmen. Die beschriebenen Selbsthilfemaßnahmen sind auch während der Einnahme oder Behandlung mit chemischen Rheumapräparatendurchführbar. Sie passen aber naturgemäß besser zu einer biologischen Rheumatherapie.

DIE TRINKMENGE ERHÖHEN!

2,5 - 3 Liter Trinkmenge sind durchaus zu empfehlen, wenn keine Einschränkungen dafür bestehen. Bevorzugen Sie stilles, natriumchlorid-armes Wasser, Osmosewasser, Kräutertees (siehe das Kapitel „Tees, Tees, Tees") und Gemüsebrühe. Sie verbessern dadurch Ihre pH-Werte und erreichen nicht selten auch eine bessere Durchsaftung und einen intensiveren Abtransport von Schlackenstoffen aus den Geweben. Das bedingt teilweise eine erkennbare Schmerzlinderung.

ENTSÄUERN SIE IHREN KÖRPER AUSREICHEND!

Kontrollieren Sie mit entsprechenden pH - Teststreifen (Messbereich 5,2 - 7,4; 4 Flamingos Naturprodukte, Rheine) Ihre pH-Werte und versuchen Sie, Ihre pH-Werte in den Bereich von 7,4 oder höher zu optimieren. Verzichten Sie dazu mindestens so lange, bis Sie optimale pH-Werte erreicht haben auf die folgenden Säuren oder säurebildenden Nahrungsmittel und Getränke:

- **Glutenhaltige Getreide** (Weizen, Roggen, Hafer, Gerste, Dinkel),
- **Zucker, Honig, Sirups, Marmeladen,**
- **tierisches Eiweiß in erhitzter Form,**
- **Kaffee, Schwarztee, Hagebutten- und Früchtetees,**
- **gezuckerte Getränke** wie Limonaden (Cola, Fanta) und **alkoholische Getränke.**
- Auch **Naturreis** sollte nur bei ausgeglichenen pH-Werten verzehrt werden.

DIE BESTEN NAHRUNGSMITTEL

Bevorzugen Sie dagegen folgende Nahrungsmittel:

- **Hirse** (bestes Grundnahrungsmittel bei Arthrose und Arthritis!), **Buchweizen, Soja, Amaranth, Mais, Leinsaat, Sesam, Kastanienmehl** (aus diesen basischen Kornsorten können sogar Brote gebacken werden.
- **Kartoffeln** (nicht als Salzkartoffeln und bei Arthritis nicht zu oft und in zu großen Mengen).
- Gut reife, basische Früchte wie: **Kürbis, Melonen, Mangos, Papayas, Avocados, Feigen** und **Datteln** (als Trockenfrüchte bitte quellen lassen!).

- Bei ausreichend guten pH-Werten und Verträglichkeit können ggf. folgende Früchte in kleinen Mengen gegessen werden: **Himbeeren, schwarze Johannisbeeren, rote Äpfel, gut reife Birnen.**
- **Auf keinen Fall bei Arthritis: Pfirsiche, Weintrauben, Ananas, Zitronen** usw..
- **Gemüse** sind überwiegend günstig.

BESTIMMTE NAHRUNGSMITTEL VERMEIDEN

Bei Arthritis sind des weiteren folgende allergieträchtigen Gemüse häufig von Nachteil:

- besonders **Sellerie, Kräutersalz und Würzmischungen mit Sellerieanteilen,**
- **Karotten, grüne Paprika,** ggf. auch **Lauch, Tomaten, Knoblauch.**
- Besonders gute Gemüse sind: grüne und rote **Salate, Radieschen, Gurken, Zucchini, Brokkoli, Topinambur** (für Bauchspeicheldrüse und Darmflora!).
- Bei **Blähungen** Mahlzeiten klein halten und nichts durcheinander essen, nicht zu den Mahlzeiten trinken, gut einspeicheln und kauen sowie Rohkost besonders fein zubereiten.

SAURE DRESSINGS SIND TABU

Salate nicht mit Essig oder Zitrone, sondern mit kaltgepressten Ölen, Sahne und Brottrunk zubereiten. Nur frische Kräuter und kleine Mengen Salz (mit jodhaltigen Algen angereichertes Vollmeersalz) verwenden. Auf fertige Kräuter- und Würzmischungen unbedingt verzichten!

Roheiweiß kann in Form von Tartar und Eigelb (bei Arthritis keinesfalls Hühnereiweiß), Lachs etc. gegessen werden.

Als Fette sind erlaubt: Butter und Sahne in üblichen Mengen sowie alle kalt gepressten Pflanzenöle.

Als Getränke bevorzugen Sie - wie oben erwähnt - Stilles Wasser, osmosegefiltertes Trinkwasser, Kräutertees ungemischt, Gemüsebrühe sowie Frischpress-Säfte aus den geeigneten Obst- und Gemüsesorten (z. B. Bananen, Melone, rote Beete, Kohlrabi etc.). Säfte bitte reichlich mit Wasser verdünnen.

Eine ausführliche Auflistung aller wesentlichen Nahrungsmittel, die für die Ernährung des Rheumatikers geeignet sind, finden Sie in den Büchern „Rheuma heilt man anders" Teil 2 sowie „Revolution in der Küche" und „Revolution in der Ernährung" (alle drei Bücher sind beim Vier Flamingos Verlag, Rheine erschienen).

BEWEGUNG UND FRISCHLUFT

Bewegen Sie sich auf jeden Fall ausreichend in frischer Luft. Dadurch atmen Sie Säuren ab, fühlen sich besser und werden beweglicher. Sollten Sie aufgrund Ihres Gesundheitszustandes nicht oder nicht ausreichend in der Lage sein, sich körperlich zu belasten, setzen Sie sich auf eine Bank auf den Balkon oder in Ihren Garten.

Vergessen Sie trotzdem nie, dass ein Zuviel an Bewegung schädlich sein könnte, und zwar immer dann, wenn Gelenke wie bei einer aktivierten Arthrose gereizt oder bei einer Arthritis entzündet sind. Aktive Belastungen der Gelenke müssen da ihre Grenze finden, wo hinterher vermehrte Schmerzen auftreten. Überschreiten Sie nicht die Toleranzgrenzen Ihrer Gelenke für Belastbarkeit.

KRANKENGYMNASTIK UND BÄDER

Gezielte Bewegungsübungen, z.B. **Krankengymnastik** und **Solebewegungsbäder**, sind hervorragend zur Erhaltung der Gelenkfunktionen geeignet, solange Einschränkungen der Beweglichkeit, Versteifungen oder Entzündungen der Gelenke bestehen. Zwar kann man hierdurch nicht generell Funktionseinbußen der Gelenke vermeiden, zumindest aber reduzieren und hinauszögern. Wer rastet, der rostet!

Auch ein **Minitrampolin** ist für diese Zwecke hervorragend geeignet. Man muss nicht unbedingt springen, auch Laufen im Stand ist günstig. Insbesondere sind auch positive Einflüsse auf den Darm und andere innere Organe zu erwarten. Besonders empfehlenswert sind in diesem Zusammenhang die extra weichen Minitrampoline der Firma bellicon, auf denen auch Personen mit schwereren Bewegungseinschränkungen problem- und gefahrlos schwingen können.

Nähere Informationen zu diesem Thema entnehmen Sie unter anderem dem Buch "Rebounding. Training und Therapie mit dem Minitrampolin von Reinhard Bayerlein (näheres in den Literaturhinweisen am Ende des Buches

FASTEN LINDERT

Fastentherapien sind zur Beschwerdelinderung bei Rheuma außerordentlich wichtig. Schließen Sie sich beim ersten Mal zum Fasten unbedingt einer Gruppe an (Volkshochschulen oder Familienbildungsstätten), lassen sich durch einen Therapeuten betreuen oder nutzen Sie eines der wenigen Fastenhäuser (Näheres lesen Sie im Fastenkapitel).

Nutzen Sie die Besserung Ihrer Beschwerden im Fasten zum gezielten Aufbau Ihrer Kost mittels Probemahlzeiten.

Schienen Sie nachts Gelenke, die von ihrer normalen Achsrichtung abweichen, besonders Fingergelenke und Zehen, um weiteren bizarren Deformierungen vorzubeugen.

VITAMINE UND ANDERE ERGÄNZUNGS- UND HILFSMITTEL

Sie können einen Therapieversuch mit hoch dosiertem Vitamin E machen. Manchmal lassen sich bei entzündlichen Rheumaerkrankungen (Morbus Bechterew, Weichteilrheuma, Arthritis) durch Dosierungen von 400 IU und mehr Schmerzzustände deutlich lindern. Achten Sie generell darauf, ein Vitamin E –Präparat zu verwenden, das aus natürlichen Inhaltsstoffen gefertigt wurde.

Bei Arthrosen erzielt die Einnahme von Muschelpastillen (Seatone-Kapseln) gelegentlich gute Resultate.

Langfristig durchgeführte Umschläge (Wickel) mit Heilerde führen bei Arthritis nicht selten zu erheblichen Abschwellungen der Gelenke und Besserungen von Beschwerden bei einer Arthrose.

Salben mit pflanzlichen, homöopathischen oder anderen biologischen Zusätzen wie Traumeel, Arthrosenex, Syviman, Forapin sind zur Linderung bei Gelenkbeschwerden geeignet.

Auch Einreibungen mit kaltgepressten Ölen (Distelöl, Olivenöl, Rapsöl) kommen in Frage.

Nähere Informationen zu diesem Themenkomplex finden Sie in dem Buch „Rheuma heilt man anders"; Teil 2 (2012, Vier Flamingos Verlag, Rheine) Abschnitt V: Vitamine und Mineralien für den Bewegungsapparat"

WAS WATTEWICKEL, ENZYME UND DARMRÖHRCHEN BEWIRKEN

Bei akut entzündeten Gelenken und bei Rheumaschüben haben sich von alters her auch Wattewickel bewährt.

Bei einer Reihe von Betroffenen können Enzyme (z.B. Mulsal) bei längerfristiger Einnahme Rheumabeschwerden lindern. Sie wirken in erster Linie auf den Magen-Darm-Trakt, normalisieren Verdauungsprozesse und reduzieren die Bildung von Gärungsstoffen.

DER ANO MACHT DEN BAUCH DÜNNER

Kaum ein Wundermittel ist bisher so der Aufmerksamkeit der Öffentlichkeit entgangen wie dieses kleine Darmpessar, der ANO. Es handelt sich beim ANO um ein nach den ergonomischen Vorgaben des Enddarms geformtes Röhrchen, dessen Noppe außerhalb des Schließmuskels verbleibt. An dieser Noppe wird es nach Bedarf herausgezogen.

Durch einen Hohlraumschliff im Inneren des Ano können die Gärgase, die sich ständig im Darm bilden, stetig geleitet werden. Da der Darm manchmal bis zu 50 (!) Liter dieser Gärstoffe bildet, kann es eine richtige Wohltat bedeuten, von dieser quälenden Last befreit zu werden. Überblähte Darmschlingen gewinnen ihre normale Form zurück und der Bauchumfang kann mit Hilfe des ANOs schnell um sechs, sieben, acht oder noch mehr Zentimeter abnehmen.

Hämorrhoiden bilden sich zurück

Wie viel vom Darm abhängt, erkennen wir bereits daran, dass durch die Druckentlastung des Ano-Röhrchens nicht nur der Bauchumfang schneller abnimmt, sondern sich auch Hämorrhoiden allmählich und meist vollständig zurückbilden. Sogar bei Krampfadern ist eine Besserung der Venensituation in den Beinen möglich.

Die Haut wird besser, das Haar wächst kräftiger

Durch eine Reduzierung der Darmgifte kommt es weiter zu einer besseren Hautfarbe und Hautdurchblutung. Ich habe das Darmröhrchen verschiedentlich bei jüngeren Männern mit spärlichen Haarwuchs eingesetzt und beobachtet, dass das Haar fast ausnahmslos allmählich kräftiger wurde. Dieser Wirkung lässt sich als Folge der bessere Resorption von Vitalstoffen, das heißt einer günstigeren Auswertung der Nahrung erklären.

Verstopfung und Durchfall bessern sich - ebenso wie erhöhte Leberwerte

Erstaunlich ist weiterhin, dass sowohl Durchfallerkrankungen wie auch hartnäckige Verstopfungen eine Normalisierungstendenz zeigen. Durch Darmgiftstoffe bedingte Formen der Blutarmut (Anämie) und erhöhte Leberwerte können sich ebenfalls durch den ANO normalisieren. Durch Toxine bedingte Wirkungen auf das Herz-Kreislauf-System wie Herzklopfen, Herzrhythmusstörungen und Bluthochdruckerkrankungen zeigen auffallend oft Besserungstendenzen.

Das Immunsystem lebt auf

Was häufig übersehen wird: Der Darm stellt einen wichtigen Bestandteil unseres Immunsystems und damit einen wichtigen Bestandteil unserer Abwehrkräfte dar. So finden sich 70 % aller im Körper vorhandenen Lymphdrüsen in unmittelbarer Umgebung des Darms. Und somit profitiert das ganze Immunsystem von der Besserung der Darmsituation durch den ANO. Für den Rheumatiker bedeutet dies, dass Beweglichkeit von Gelenken und Gelenkschwellungen gegebenenfalls günstig beeinflusst werden können.

EIS AUSSEN, HEILERDE INNEN

Abendliche oder nächtliche Eispackungen oder Wickel, z.B. in Form der Hot-Cold-Packs (das sind Gelpackungen, die je nach Bedarf im Kühlschrank oder Backofen gefroren bzw. erhitzt werden), können den Bedarf an Schmerzmitteln reduzieren.

Die innerliche Einnahme von Heilerde reduziert die Belastungen des Körpers mit Darmgiften, indem die Heilerde die Giftstoffe an sich bindet. Als Folge werden faulig, schweflig, sauer oder aasig riechende Stuhlgänge deutlich geruchsärmer. Die Dosierung der Heilerde sollte durchaus mehrere Teelöffel pro Tag betragen, in schweren Fällen können mehrere Esslöffel täglich sinnvoll sein. Heilerde sollte mindestens in einem Abstand von einer halben Stunde vor oder nach Mahlzeiten genommen werden. Die Heilerde ist wegen ihres außerordentlich hohen Anteils an Kieselsäure ebenso günstig zur Vermeidung von Bindegewebsschwäche.

MASKEN MIT TON, PACKUNGEN MIT HEUBLUMEN

Besondere Darreichungsformen der Tonerde wie z. B. das Rhassoul sind sogar gut geeignet zur Haarwäsche und Gesichtsmaske.

Heublumenbäder und Heublumenpackungen (z.b. Heupack-Kompressen), auch über inneren Organen, wirken sich günstig bei Rücken,- Ischias- und Gelenkbeschwerden aus. Auch entzündliche Gelenke können so behandelt werden, wenn kein akuter Rheumaschub vorliegt. Bei Herzmuskel- und Kreislaufschwäche ist allerdings Vorsicht geboten.

HOMÖOPATHIKA UND PHYTOTHERAPEUTIKA

In manchen Fällen sind homöopathische oder andere naturheilkundliche Präparate unter längerfristiger Therapie bei Gelenk- oder Wirbelsäulenbeschwerden hilfreich. In Frage kommen hier unter anderem folgende Medikamente: *Steirocall N Tropfen, Araniforce ® forte, Colchium comp. Gelenk- und Rheumatropfen oder Chirofossat-N Tropfen.*

DIE PSYCHISCHEN KRÄFTE AKTIVIEREN!

Vielleicht ist der Glaube an seine eigene Genesung überhaupt das Wichtigste. Erst wenn man glaubt, gesund werden zu können, ist eine Chance dazu gegeben. Denn wie alles im Leben muss auch Krankheit einen Sinn haben, vielleicht den Sinn, durch neue Erkenntnisse geistig zu reifen und dadurch seine körperlichen Probleme zu lösen.

Ich habe schon an anderer Stelle in diesem Buch dargestellt, dass nicht jeder Schritt der direkte Weg zum Ziel sein wird. Mancher Umweg, mancher Irrweg wird Frust und Zweifel aufkommen lassen. Aber wenn man das Ziel im Auge behält, wird man die beste Aussicht haben, es auch zu erreichen. Durch die Widrigkeiten zu den Sternen! Ohne Weichen richtig zu stellen wird es schwieriger, den Zug zum richtigen Bahnhof zu bringen!

Therapeutische Unterstützung durch erfahrene Ärzte oder Naturheilkundler ist sicherlich sinnvoll und in vielen Fällen unentbehrlich.

Dass ich einer naturgemäßen Rheumatherapie den höchsten Stellenrang gebe, haben Sie vielfach dem Text entnommen.

Aber auch eine schulmedizinisch orientierte Rheumatherapie wird durch die eigenen Bemühungen sicherlich sinnvoll unterstützt!

Primum non nocere
(Zuallererst nicht schaden)

Nützliche Hinweise

In diesem Teil des Buches wollen wir auf eine Reihe von Produkten und Präparate hinweisen, die sich in der Vergangenheit ihren Wert als sinnvolle Ergänzungen einer biologischen Rheumatherapie bewiesen haben. Sofern nichts anderes angegeben wird, sind die genannten Produkte über die

4 Flamingos Naturprodukte GmbH

Münsterstrasse 96

48431 Rheine

zu beziehen.

Natürliches Vitamin C

In seinem Buch „Der Arzt in uns selbst" (rororo – Taschenbuch, inzwischen vergriffen) beschreibt Norman Cousin, wie er durch eine positive Einstellung und hohe Dosen Vitamin C eine schwere Rheumaerkrankung überwand, obwohl ihm seine Ärzte nur eine Heilungschance von 1:5000 angegeben hatten.

Auch wenn es für diese Gesundung längere Zeit brauchte, zeigt uns dieses Beispiel doch unsere eigenen Chancen. Vitamin C spielt besonders für den Rheumatiker eine wichtige Rolle. Es bessert nicht nur die Abwehrlage, sondern es hilft auch bei der Entgiftung. Schließlich ist Vitamin C an der Kollagenbildung der Grundgewebe beteiligt und somit auch für die Gelenke wichtig. Eine ausführlichere Darstellung der Erfahrungen von Norman Cousins finden Sie in dem Buch „Rheuma heilt man anders", Teil 2 (Vier Flamingos Verlag, Rheine)

Lebensverlängerung durch Vitamin C

Bereits eine einzige Zigarette kann den größten Teil des Tagesbedarfs an Vitamin C zerstören.

Die lebensverlängernde Wirkung dieses Vitamins - die regelmäßige Einnahme von 400 mg Vitamin C erhöht die Lebenserwartung um viele Jahre - wurde in Langzeitstudien bewiesen. Ich selber habe wiederholt festgestellt, dass die Gabe von synthetischem Vitamin C bei einem Vitamin C-Mangel häufig nicht zu einem Anstieg des Vitamin C-Spiegels führte, da offensichtlich die „anorganische" Form des Vitamin C, ähnlich wie ich es bei Calcium nachgewiesen habe, vom Körper oft nicht richtig verwertet werden kann. Deswegen empfehle ich heute nur noch natürliches Vitamin C aus der Acerolakirsche, ohne chemische Zusätze und synthetischen Vitaminanteil, mit einem natürlichen Vitamin C-Gehalt von ca. 17 – 19 Prozent.

RHASSOUL - EINE TONART BEWAHRT VOR GLATZENBILDUNG, HILFT DEN GELENKEN UND MACHT SCHÖN

Dieses Rhassoul – Waschpaste Produkt wird aus einer bestimmten nordafrikanischen Tonerde hergestellt, die der Heilerde ähnelt. Die Rhassoul – Waschpaste eignet sich hervorragend für eine naturgemäße Haarwäsche, stimuliert darüber hinaus auf vollkommen natürliche Art das Haarwachstum und bremst einen Haarausfall. Ich kenne kein anderes Mittel, das von den Patienten für die äußere Behandlung von Haarproblemen als derart effektiv eingestuft wird.

Rhassoul liefert wichtige Bestandteile für das Haarwachstum (besonders Kieselsäure und Mineralien), absorbiert aber gleichzeitig Schlackenstoffe aus der Kopfhaut und bessert deren Durchblutung. Die Rhassoul – Waschpaste wirkt gegen Schuppen, fördert das kräftige Haarwachstum bewirkt den Rückgang eines Haarausfalls. Ähnlich wie die Luvos-Heilerde kann auch Rhassoul zur Gelenkbehandlung genommen werden, eignet sich aber auch für Schönheitsmasken usw.

DIE BEMERKENSWERTE YUCCA-PFLANZE

Vor einer Reihe von Jahren wurde ich auf ein pflanzliches Präparat aufmerksam, das für Rheumatiker eine besondere Bedeutung hat. Die Yucca - Pflanze ist eine Wüstenlilienart, die unter extremen Bedingungen bei Hitze, Kälte und Trockenheit bestehen muss. Wie Studien aus den USA belegt haben, führte eine Behandlung mit Yucca-Extrakten bei annähernd 60 von 100 Betroffenen zu einer deutlichen Besserung von Gelenkbeschwerden.

MINERALIEN IN DER YUCCA-PFLANZE

Kalzium, Phosphor, Kalium, Mangan, Selen, Natrium, Zink, Jod, Kupfer, Kobalt, Schwefel und andere Spurenelemente.

AMINOSÄUREN IN DER YUCCA-PFLANZE

Lysin, Histidin, Arginin, Aspartinsäure, Threonin, Prolin, Glutaminsäure, Glycin, Alanin, Valin, Isoleukin, Leukin, Tyrosin, Phenylalanin, Methionin, Cystin, Tryptophan, Amidin, Purin, Serin.

VITAMINE IN DER YUCCA-PFLANZE

Retinol (Vitamin A), Phyllochinon (Vitamin K), Ascorbinsäure (Vitamin C), Tocopherol (Vitamin E), Thiamin (Vitamin B_1), Cholin, Riboflavin (Vitamin B_2), Pyridoxin (Vitamin B_6), Cobalamin (Vitamin B_{12}), Niacin (Vitamin B_3), Pantothensäure, Biotin (Vitamin H) und Folsäure.

ENORMES ENTGIFTUNGSPOTENTIAL

Die Hauptwirkung der Yuccapflanze aber beruht auf deren hohem Gehalt an sogenannten Saponinen. Saponine sind cortisonähnliche Verbindungen, die aber - anders als die aus der Rheumatherapie bekannten Cortisonpräparate - keine Nebenwirkungen haben. Im Körper wirken Saponine wie eine Art Seife, durch deren Einwirkung die absorbierende Oberfläche für Gift- und Schlackenstoffe im Darm stark vergrößert wird - ähnlich wie bei einem Spülmittel, das durch die Herabsetzung der Wasserspannung und Vergrößerung der wirksamen Oberfläche fester haftende Fette gut lösen kann.

Die Hauptwirkung der Yucca-Extrakte aber beruht auf dem enormen Entgiftungs- und Absorptionspotential der Yuccapflanze im Darm. Mehr als ein Jahrzehnt habe ich nach einem wirklich effektiven Therapeutikum für den Darm gesucht. Denn vom Darm hängt die Gesundheit ab wie von keinem anderen Organ. Darmgifte, massive Gärgasbildungen, Störungen der Verdauungsfunktion mit Verstopfung einerseits, Durchfall andererseits, die Zerstörung der Darmflora mit ihrer wichtigen Vitaminbildungsfunktion, gehäuftes Auftreten von Pilz- und Salmonellenerkrankungen, Verdauungsstörungen mit nur teilweise verdauten Nahrungsbestandteilen - das alles sind die primären Auswirkungen einer gestörten Darmfunktion.

Die sekundären Auswirkungen sind alle Erkrankungen, die aus diesen Störungen resultieren können:
- erhöhter und erniedrigter Blutdruck,
- durch Darmgifte bedingte Kreislaufregulationsstörungen,
- Arthritis (häufig Folge chronischer Darminfekte),
- Allergien wie Neurodermitis und Asthma, die in hohem Maße durch Allergene und Pilzfremdstoffe aus dem Darm unterhalten werden,
- erhöhte Tumorgefährdung durch viele saure Gärungsgifte,
- Infektanfälligkeit, geschwächte Abwehr, sowie
- Depressionen („Der Darm ist der Vater der Trübsal" - Sprichwort aus der chinesischen Medizin) usw.

Sogar Leistenbrüche, Zwerchfellhochstand, Herzbeschwerden, Blasen- und Gebärmuttersenkungen hängen mit einem überblähten, funktionsgestörten Darm zusammen und lassen sich durch dessen Normalisierung bessern oder beheben.

Also: lange Jahre habe ich nach einem optimalen Darmmittel gesucht, es aber nicht gefunden. Als ich die ersten Therapieversuche mit Yucca-Extrakten, Auszügen einer Wüstenlilienart, machte, die sowohl von klimatischer Seite her (extreme Hitze und Kälte) als auch von den Standortbedingungen her mit extremen Verhältnissen zurechtkommen muss, wusste ich, DAS Mittel für den Darm gefunden zu haben, nach dem ich viele Jahre gesucht hatte.

Der Yuccalilienextrakt scheint zudem in allen Bereichen des Körpers einen Abbau von Fetten und cholesterinhaltigen Ablagerungen zu bewirken. Auch wenn eine umfassend wirkende Therapie mehrere Monate dauern kann, ist nicht selten schon nach Tagen eine Besserung erkennbar. Eine Arthritis wird in vielen Fällen allmählich gebessert, Ödeme (Was-seransammlungen) bei Herzmuskelschwäche, Lymphstauungen und Gelenkschwellungen bilden sich zurück, hoher Blutdruck stabilisiert sich.

Als ich selber das Präparat einnahm, bemerkte ich folgendes: Mein Stuhl wurde voluminöser, wohl weil ich durch meine vorwiegend sitzende Lebensweise vom Darm her verschlackt bin. Anfangs gingen viel mehr Darmwinde (also Blähungen) ab, aber dann wurden die Blähungen erheblich weniger als zuvor.

Bei meinen Rheumapatienten konnte ich - ähnlich wie in den amerikanischen Studien - in gut der Hälfte der Fälle eine deutliche, zum Teil sogar sehr weitreichende Besserung, manchmal innerhalb weniger Wochen beobachten. Bei der anderen Hälfte meiner Patienten veränderten sich die rheumatischen Beschwerden wenig, da bestehende Entzündungsherde in Zähnen, Gallenblase, Mittelohr, Prostata, Nieren, Uterus, Nebenhöhlen usw. auch durch das Yuccapräparat nicht eliminiert werden können.

GIFTAUSLEITUNG AUS DEM DARM, AUSLEITUNG VON ABLAGERUNGEN AUS GEFÄSSEN UND GELENKEN

Auf jeden Fall ist der Yuccaextrakt das wertvollste Entgiftungspräparat, das ich kennen gelernt habe und nach dem ich viele Jahre Ausschau gehalten habe. Mittlerweile habe ich auch bei Leukämie, Neurodermitis, Migräne usw. positive Wirkungen des Präparats festgestellt, auch wenn das Mittel die Behandlung durch einen Arzt oder Heilpraktiker nicht ersetzen sondern nur ergänzen kann.

EINSCHLEICHENDE DOSIERUNG

Wichtig: Da es in seltenen Fällen zu deutlichen Erstreaktionen durch den Yuccaextrakt kommen kann, ist die korrekte Dosierung zu beachten. Ich persönlich habe mit dem folgenden Dosierungsschema die besten Erfahrungen gemacht.

Man beginnt am ersten Tag mit der Einnahme einer Kapsel, am zweiten Tag nimmt man 2 Kapseln und steigert die Menge dann täglich um eine Kapsel bis man die Dosis von 6 (3 x 2) Kapseln täglich erreicht hat. Bei Schwersterkrankungen sind Dosierungen bis zu 12 Kapseln täglich oder mehr möglich.

Empfindlichere Personen können so vorgehen, dass sie die jeweilige Dosierungsstufe für mehrere Tage einhalten, bevor sie höher dosieren, beispielsweise 5 Tage lang 1 x 1 Kapsel, 5 Tage lang 2 x 1 Kapsel usw. Die Gesamttagesdosis kann auf 2-3 Einnahmen verteilt werden und jeweils zu Beginn einer Mahlzeit mit Flüssigkeit eingenommen werden.

Die Enddosis sollte bis zur deutlichen Besserung der jeweiligen Krankheitssymptome beibehalten werden. (Besserung von Rheumabeschwerden, Migräne, Neurodermitis, Abfall des Cholesterins oder des Blutdrucks.) Dann kann die Dosis schrittweise erniedrigt werden unter Beachtung der Krankheitsaktivität und evtl. das Präparat ganz abgesetzt werden.

Erstverschlimmerungen dokumentieren die Wirksamkeit eines Präparates und entstehen dadurch, dass es bei entsprechend starken Belastungen zu einer starken Schlackenstoff- und Giftmobilisierungen kommt. Diese Toxinflut kann der Körper nicht in jedem Fall in der anfallenden Menge bewältigen. Tritt eine solche Erstverschlimmerung auf, darf die Dosis auf keinen Fall erhöht werden. Bei einer starken Erstreaktion, die einem Rheumaschub ähneln kann, empfiehlt es sich, die Einnahme auszusetzen, damit aus der Erstverschlimmerung nicht eine Heilkrise in nicht zu bewältigendem Ausmaß wird. Solch starke Reaktionen treten selten auf, sind aber durchaus möglich. Die relativ hohe Erfolgsquote bei Rheuma, die meines Wissens kein anderes natürliches Präparat aufweisen kann, macht einen Therapieversuch auf jeden Fall lohnend.

Natürlich entsäuern

Die Übersäuerung des Körpers ist eine der Hauptursachen für den Gelenk- und Wirbelsäulenverschleiß. Bei Übersäuerung können aber auch Entzündungsherde im Körper, die letztendlich Ursache für Arthritis, Bechterew und chronisches Weichteilrheuma sind, kaum ausheilen. Gelenke regenerieren sich nur in basischem Milieu. Entzündungsherde im Körper können nur bei langfristiger Entsäuerung behoben werden.

Bei jedem Infekt - egal ob Grippe, Lungenentzündung oder anderen ansteckenden Erkrankungen - ist der Körper übersäuert und wir messen im Urin einen sauren pH Wert.

Blaugrünalgen (Spirulinaalgen) stellen das stärkste natürliche, basische Mittel zur Entsäuerung überhaupt dar. Sie gedeihen nur in extrem säurearmen, hochbasischem Milieu bei pH 10 - 11 im mineralstoffreichen Salzwasserseen und nicht, wie andere Algen in Meerwasser.

1 bis 2 Stunden nach Einnahme dieser Algen steigen die pH-Werte im Urin messbar an.

Neben zahlreichen Mineralien und Spurenelementen besitzen Blau-Grün-Algen darüber hinaus den höchsten natürlichen Anteil an Betakarotin, der pflanzlichen Vorstufe des Vitamins A. Vitamin A ist das

Hauptschutzvitamin der Gelenkinnenhäute und bessert oder vermeidet trockene Augen (künstliche Tränen!) Es hat im Körper eine infektionshemmende Wirkung, besonders bei Infektionen der Atemwege. Aber auch Erkrankungen der Haut wie z. B. Schuppenflechte und Neurodermitis können durch Vitamin A maßgeblich gebessert werden.

Neben dem Beta-Karotin finden Sie in den Blaualgen viel Vitamin B_{12} und Eisen. Eine Blutarmut durch Eisen- oder Vitamin B_{12}-Mangel wird dadurch vermieden oder ausgeschlossen. Fast immer fühlt man sich bei Einnahme von Blaualgen allmählich leistungsfähiger. Weitere Informationen über die Spirulinaalgen können Sie im Buch „Rette Dein Immunsystem" (Vier Flamingos Verlag, Rheine) nachlesen.

DIE HOCHFREQUENZ - THERAPIE: ELEKTRISIEREN, TONISIEREN, OZONISIEREN

Die Hochfrequenz- Therapie ist eine besondere Therapie, die heute weitgehend in Vergessenheit geraten ist, obwohl sie früher in vielen Haushalten eingesetzt wurde und für die viele hunderttausend Geräte existierten. Gleichzeitig ist die Hochfrequenz – Therapie so universell, dass man sie bei einer kaum überschaubaren Anzahl von Krankheiten einsetzen kann.

Bei dieser Therapie kommen hochfrequente Wechselströme mit minimaler Stromstärke zu Anwendung. Der Patient spürt davon nur einen Effekt, als ob er eine statisch aufgeladene Türklinke oder ein Autodach berührt und dabei „elektrisiert" wird.

HELFEN OHNE ZU SCHADEN

Die erste Bedingung an ein ideales Heilmittel lautet: „Primum non nocere" – Zu allererst nicht schaden. Diese Bedingung wird durch die Therapie mit diesen Hochfrequenzströmen, die wie ein physiologisches Heilmittel wirkt, vollständig erfüllt. Eine Durchflutung des Körpers mit Elektrizität in der mit Hochfrequenz erzielbaren feinsten Verteilung ermöglicht es in vollkommener Form, die durch Überbeanspruchung elektrizitätsarm gewordenen Zellen und Moleküle wieder in den notwendigen Spannungszustand zurückzubringen, durch den sie in der Lage sind, den Körper gesund, lebendig und abwehrkräftig zu halten.

An der Haut kommen im Rahmen dieser ungefährlichen „Hochvolttherapie" Ozonide (Ozonverbindungen) zur Entladung, die für vielfältige medizinische Indikationen eingesetzt werden, so zur allgemeinen Revitalisierung bei Erschöpfung, Psycholabilität, Aktivierung der Herz-, Leber- und Nierenfunktion, Hautkrankheiten, einschließlich Haarausfall, Straffung der Haut bei Falten, Runzeln und allgemeiner Gewebserschlaffung , Bronchitis, Asthma, Kopfschmerzen, Migräne und Störungen der Durchblutung. Ich selber habe auch die gute Wirkung zur Behandlung von grünem Star (Besserung kurzfristig) und grauem Star (Besserung langfristig) eingesetzt. Auch bei rheumatischen Erkrankungen ergaben sich recht häufig günstige Einflüsse.

HOCHFREQUENZBEHANDLUNG BEI VERSCHIEDENEN ERKRANKUNGEN

Nervenentzündungen, Nervenschmerzen und Lähmungen

Nervenentzündungen können sehr schmerzhaft sein, ebenso verhält es sich mit ausstrahlenden Nervenschmerzen wie z. B. bei Ischiasschmerzen und Hexenschuss. Eine Hochfrequenzbehandlung des Nervenverlaufs oder an den Nervenaustrittspunkten bringt oft schon nach wenigen - manchmal bereits nach einer einzigen - Behandlungen eine Besserung,.

Indem man Reflexbögen von den Hautsegmenten zu möglicherweise übergeordneten Störzonen anspricht, werden gleichzeitig die zugrunde liegenden Störzonen mitbehandelt, ähnlich bei einer Akupunkturbehandlung auch innere Organe und Drüsen beeinflusst werden können. Die Behandlung erfolgt in der Regel 2-3 mal am Tag ca. 5 bis 10 Minuten.

Anwendung bei Muskelrheuma (Myalgia rheumatica)

Entsprechende Erkrankungen der Muskeln kommen durch Kälte, Zugluft, Verspannungen, Gewebsübersäuerung und entzündliche Reaktionen bei Rheuma vor. Oft erfolgt schon Besserung nach einer einzigen Behandlung.

Anwendung bei Gelenkentzündung (Arthritis)

Am besten ist es hier, von der Umgebung der Gelenke her einzuwirken. Mit der HF- Bestrahlung gelingt es oft, die Schmerzen zu lindern.

Anwendung bei Gicht

Da Gicht durch die Hochfrequenztherapie geheilt werden konnte, ist anzunehmen, dass es hier zu Auswirkungen auch bis in den Bereich des Stoffwechsels hinein kommt.

Anwendung bei Gelenkverschleiß (Arthrose)
Durch Funktionsverbesserung (bessere Durchblutung, Behebung einer Übersäuerung, Mobilisierung von Schlacken) kommt es neben einer allgemeinen lokalen Wirkung zu reparativen Tendenzen im Gelenkbereich. Die Behandlung ist längerfristig anzusetzen.
Weitere Informationen zur Hochfrequenz - Therapie finden Sie hier:
TEFRA Hochfrequenz Apparate
Rudolf-Messerschmidt GmbH
Wolzogenstr. 2
14163 Berlin
Tel. 030 - 801 52 68
Fax 030 - 802 54 01
E-Mail: service@tefra-berlin.de
Internet: http://www.tefra-berlin.de

RAUS AUS DEN FEDERN, REIN IN DIE WOLLE

Der Schlafplatz des Patienten findet in der herkömmlichen Rheumatherapie am allerwenigsten Beachtung. Er sollte frei von geopathischen Belastungen sein, d.h. es gilt dasselbe wie bei allen anderen Krankheiten auch: Ein Patient, der auf Wasseradern, Verwerfungen und Kreuzungsbereichen liegt, wird in seinem Immunsystem blockiert sein und auf jedwede Therapie viel schlechter reagieren. Verstärkt werden die Auswirkungen von solchen „Erdstrahlen" durch das Vorhandensein von Metall am Schlafplatz: Federkerne von Matratzen oder metallene Bettgestelle oder –rahmen.

Ein weiterer erheblicher Einflussfaktor auf die Schlafqualität des Rheumatikers sind darüber hinaus die Materialien, aus denen Matratzen, Bettdecken, Unterbetten, Kopfkissen usw. hergestellt sind. Hier findet sich in der Mehrzahl aller Fälle z.B. das klassische Federbett. Und besonders dieser „Klassiker" ist nach Meinung vieler Experten nicht immer die erste Wahl.

Eine der wichtigen physiologischen Prozesse, die während des Schlafes ablaufen, ist die Ausleitung von Schlackenstoffen aus dem Körper mit Hilfe des Schweißes. Die Menge der Feuchtigkeit, die wir während der Nacht ausschwitzen, ist nicht unerheblich, sie kann 200 ml beim Gesunden erreichen und mehr als 600 ml beim kranken Menschen. Diese Flüssigkeitsmenge muss verdunsten können, d. h. an die Luft im Schlafzimmer abgegeben werden, wollen wir nicht morgens im Nassen erwachen.

Und hier liegt eines der Probleme der Federbetten –zumindest für den Kranken:

WO BLEIBT DIE FEUCHTIGKEIT?

Federbetten sind mit einer Füllung aus gerupften Federn – im Idealfall sogar feinsten Daunen – gefüllt. Diese gerupften Federn rutschen im Lauf der Nacht dicht zusammen und bilden in der Decke ein nahezu luftdichtes Polster. Das ist der Grund, warum die menschliche Haut darunter so schön warm gehalten wird. Auch die Inletts, also die Hüllen, in denen sich die Federn befinden, müssen wegen der sonst nach außen durchdringenden spitzen Federkiele sehr dicht gewebt sein. Somit ist eine regelrechte Luftzirkulation im Federbett selbst nicht möglich. Die Körperausdünstungen werden im Laufe der Nacht wie von einem Löschblatt aufgesogen, ohne dass sie von selbst durch Lüften wieder ausdünsten können.

Wir wissen aber, dass eine regelrechte Luftzirkulation und die Abgabe der Feuchtigkeit für unser Wohlbefinden sehr wichtig sind. Bettfedern – und selbst die teuersten Daunen – schneiden in diesem Bereich vergleichsweise schlecht ab – vor allem, wenn man sie mit Wollbetten vergleicht. Aus diesem Grunde empfehlen sich besonders für Rheumatiker und empfindliche Personen bei der Verwendung von Tiermaterialien die Verwendung von Wollhaaren.

Wenn man sich tagsüber in Wollkleidung hüllt, wäre es auch unlogisch, sich nachts mit anderen Materialien zu umgeben. Wolle wirkt nach Prof. Dr. G. Jäger auffallend stoffwechselsparend, so dass der Hunger reduziert wird und der Mensch mit bedeutend weniger Nahrung als sonst auskommt.

Wenn ein Wollbett verwendet wird, entfällt das typische Kältegefühl einer herkömmlichen Bettdecke, das den Körper oft stundenlang nicht warm werden lässt und das Einschlafen behindert. Der Körper kann sich hier optimal auf „wolliges" Wärme- und Wohlgefühl einstellen.

REGENERIEREN IN KAMELHAAR

Obwohl auch Schafwolle in der Verwendung als Wollbett gebräuchlich und möglich ist, hat Kamelhaar eine Reihe von Vorteilen:

- Es ist grundsätzlich unempfindlicher gegen Hautausdünstungen und lässt sie rascher entweichen.
- Betten aus Kamelhaar bleiben länger rein, da Kamelhaar eine selbstreinigende Wirkung besitzt.
- Es ist im Sommer kühler und im Winter wärmer, weil die Wolle gröber und damit lufthaltiger ausfällt.
- Tierwolle wird eine antirheumatische und schmerzstillende Wirkung nachgesagt, was für Kamelhaarwolle noch mehr gilt, als für Schafswolle,
- Kamelwolle besitzt einen doppelt so hohen Belebungseffekt, wie Schafswolle.

Zur Gewinnung der Kamelhaarwolle werden die Tiere nicht geschoren, sondern die Treiber sammeln die abgefallenen Wollbüschel auf. So erhält man von einem Tier pro Jahr etwa 4 Kilogramm Wolle.

MAN SPRICHT VON EINER ,,WOLLAURA"

Die spezielle Wirkung von Wolle, insbesondere Kamelhaarwolle, kommt zum Tragen, wenn sie unmittelbar mit der Haut in Kontakt kommt. Deswegen empfiehlt es sich, in Kamelwollbetten (oder, wenn Kamelhaarbetten zu teuer sind) in Schafwollbetten nackt zu schlafen, d. h. sowohl auf Bettbezug als auch auf Schlafbekleidung zu verzichten. Sowohl die Bettunterlage als auch die Bettdecke sollten optimalerweise aus diesem Wollhaar sein. Der arteigene Kamelwollgeruch wird als einschläfernd empfunden und dient der Schlafförderung.

Die Praxis Ochsenreither in Karlsruhe, die sich speziell mit der Austestung von Materialien und Chemikalien auf den menschlichen Organismus mit Hilfe von Resonanzphänomenen befasst, gibt an, dass von allen untersuchten Wollprodukten nur ein aus Kamelhaarwolle gefertigtes Produkt belastungsfrei und damit für den Körper optimal verträglich ist.

Literaturhinweise

Bayerlein, Reinhard Rebounding. Training und Therapie mit dem Minitrampolin, MVS Medizinverlage Stuttgart:

Berendes, Axel & Briehl, Elisabeth, Revolution in der Ernährung, 2007, 4Flamingos Verlag, Rheine

Cross, Lilo, Die Cross-Methode, Zabert Sandmann, 2007,

Detlefsen, Thorwald; Krankheit als Weg, 2000, Goldmann Taschenbuch Verlag

Friebel, Gisela & Hoffmann, Klaus; Heilen ist einfach, 1991, Vier Flamingos Verlag, Rheine,

Hoffman, Klaus, Berendes, Axel & Briehl, Elisabeth; Revolution in der Küche 2002, Vier Flamingos Verlag, Rheine.

Hoffmann, Klaus & Berendes Axel; Rette Dein Immunsystem, 1999, Vier Flamingos Verlag, Rheine

Hoffmann; Klaus & Berendes Axel; Rheuma heilt man anders; Teil 2, 2012, Vier Flamingos Verlag, Rheine

Koch, Fred W.; Saure Nahrung macht krank, 1997, Vier Flamingos Verlag, Rheine,

Lehmann, Paulus Johannes; Die Kleidung – unsere zweite Haut, 1992, Access Verlag, Königstein – Falkenstein

Lützner, Helmut; Wie neugeboren durch Fasten, Gräfer und Unzer, 23. Auflage 1989

Randolph, Theron J.; Moss, W.; Allergien - Folgen von Umweltbelastungen und Nahrungsmitteln, vergriffen, nur noch gebraucht erhältlich

Schmidtlein, Gisela; Meine Kräuterkiste, Westfälischer Verlag, Bielefeld 1979

von Kunhardt, Gert; Kleiner Aufwand – große Wirkung, 1998, Vivavital – Verlag, Köln,

Wendt, Lothar; Gesund werden durch Abbau von Eiweißüberschüssen, Schnitzer Verlag, 3. Auflage

Ziff, Sam und andere: Amalgam- Die toxische Zeitbombe !989, Felicitas Huebner Verlag (vergriffen, ebenfalls noch gebraucht erhältlich)

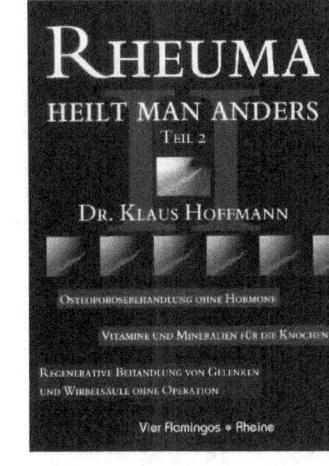

Axel Berendes & Klaus Hoffmann

Rheuma heilt man anders, Teil 2

Bei diesem Buch handelt es sich um die logische und thematische Fortsetzung des Erfolgswerkes "Rheuma heilt man anders", Teil 1.

Einerseits werden hier nochmals Themen wie z. B. naturheilkundliche Behandlungsverfahren bei Arthrose, Rheuma und Ernährung oder Ho-möopathie bei Rheuma aus dem ersten Buch wieder aufgegriffen und ausführlicher behandelt, andererseits machen Themen wie Osteoporosevorbeugung ohne Östrogene oder der besonders ausführlich gehaltene Abschnitt über die Nebenwirkungen von Schmerz-, Fieber- und Rheumamitteln bzw. naturheilkundliche Behandlungsmethoden der Volksseuche "Rückenschmerzen" dieses Buch auch für Personen inte-ressant, die nicht direkt an Rheuma erkrankt sind.

Besonders informativ ist in dieser Hinsicht auch der ausführliche Teil über die richtige Ernährung bei Rheuma und die Wirkungen von Vitaminen, Mineralstoffen und Spurenelementen in der Behandlung dieser Krankheit. Die Schilderung von ausgesuchten Patientenschicksalen rundet dieses hoch aktuelle Buch ab.

Aus dem Inhalt:

- Schmerz und Schmerzbehandlung
- Osteoporose - Ernährung - Hormone
- Kampf der Arthrose
- Ernährung und Rheuma
- Vitamine und Mineralien für den Bewegungsapparat
- Konventionelle Rheumatherapie
- Rheuma und Umwelt
- Homöopathie bei Rheuma

ISBN 978-3-928306-05-8,
470Seiten, Hardcover, € 21,-

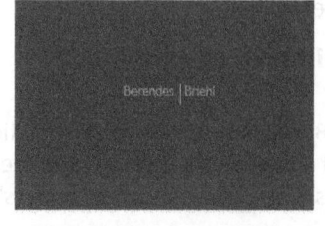

Axel Berendes & Elisabeth Briehl

Revolution in der Ernährung -
Das ZWEITE Rezeptbuch der säurefreien
und allergiearmen Kost

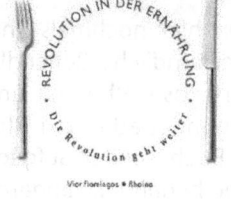

Mit diesem Buch bieten zwei der Autoren
von „Revolution in der Küche"; erneut über
400 Seiten Informationen zu dieser bewährten Kostform für Gesunde und
Kranke.
Neben einer Einführung in das Konzept
der säurefreien und allergiearmen Kost
bietet auch dieses Buch eine umfangrei-
che Sammlung von Rezepten für alle
Gelegenheiten, praktische Tipps zur
Durchführung einer Ernährungsumstellung und zahlreiche Informationen zu Themen aus den Bereichen Ernährung, Nährstoffe usw..
ISBN: 978-3-928306-08-9
440 Seiten, Hardcover, € 24,-

Ernährung

Fred W. Koch - Hendrika Fuhrer

Saure Nahrung macht krank

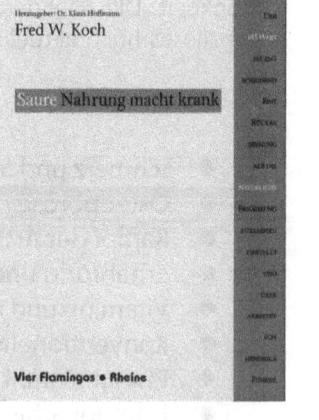

Dieses lang vergriffene Buch mit den -
häufig provokanten, aber immer interes-
santen Thesen des Begründers der "säurefreien Kost" ist in einer von Hendrika
Fuhrer überarbeiteten Version erhältlich.
In einer Zusammenfassung der wichtigsten Schriften des Chemikers Fred W.
Koch informiert das Buch über die Auswirkungen von Säuren auf den menschlichen Körper und dessen Gesundheit.

ISBN 978-3-928306-16-4
414 Seiten, Softcover, € 24,-

Klaus Hoffmann

„Die Krebsstory"

(Rette dein Immunsystem, Teil 2)

Krebs: Genauso gefährlich wie diese Erkrankung sind oftmals die „wissenschaftlich etablierten" Behandlungsformen. In gewohnt klar verständlicher Darstellung bietet dieses Buch eine Rundumschau auf Ursachen, Diagnose- und Behandlungsmöglichkeiten konventioneller Art bei Krebserkrankungen. Eine kritisch - provokante Anmerkung zum heutigen Medizinbetrieb, gleichermaßen interessant für Patienten und Ärzte, Gesunde und Kranke.

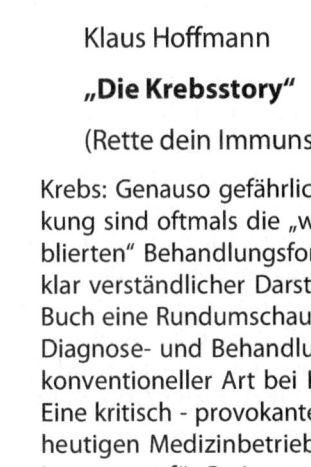

ISBN 978-3-928306- 07-2
342 Seiten, Softcover, € 21,-

Klaus Hoffmann, Axel Berendes

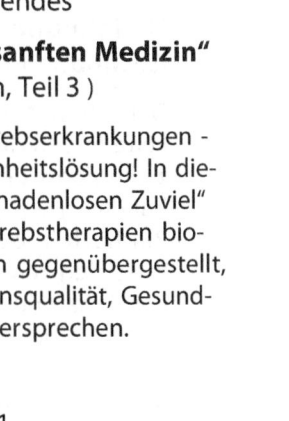

„Krebs - die Wege der sanften Medizin"
Rette dein Immunsystem, Teil 3)

Biologische Medizin bei Krebserkrankungen - mehr als nur eine Verlegenheitslösung! In diesem Buch werden dem „gnadenlosen Zuviel" der schulmedi-zinischen Krebstherapien biologisch sanfte Alternativen gegenübergestellt, die einen Gewinn an Lebensqualität, Gesundheit und Überlebenszeit versprechen.

ISBN: 978-3-928306-12-6

368 Seiten, Softcover, € 21,-

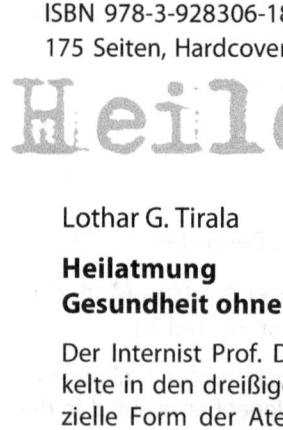

Klaus Hoffmann & Axel Berendes
Osteoporose: Mythen, Maßnahmen, Medikamente

Die Osteoporose wird immer mehr zu einem gesundheitlichen Problem westlich orientierter Kulturen. In Deutschland leiden heute bereits fünf bis sechs Millionen Menschen an einer Osteoporose. In dem vorliegenden Buch werden die drei wichtigsten Osteoporosemythen entlarvt und dem Leser, - egal, ob er bereits von der Erkrankung betroffen ist oder nicht, - Mittel und Wege genannt, wie man erfolgreich gegen die Volksseuche Osteoporose ankämpfen und sie besiegen kann.

ISBN 978-3-928306-18-8,
175 Seiten, Hardcover; € 19,00

Heilen

Lothar G. Tirala

Heilatmung -
Gesundheit ohne Medikamente

Der Internist Prof. Dr. L. Tirala entwickelte in den dreißiger Jahren eine spezielle Form der Atemtherapie zur Behandlung von Herzerkrankungen und Bluthochdruck, die er nach dem II. Weltkrieg regelmäßig als Chefarzt eines Sanatoriums in Wiesbaden durchführte. Über seine Erfolge, die sich nicht nur bei diesen Krankheiten, sondern weit darüber hinaus zeigten, berichtet dieses - früher lang vergriffene - Buch.
ISBN: 978-3928306-14-0,
218 Seiten Softcover, € 21,-

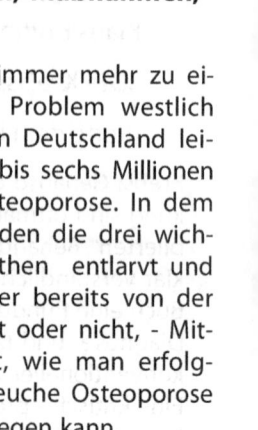

Klaus Hoffmann & Gisela Friebel

"Heilen ist einfach"

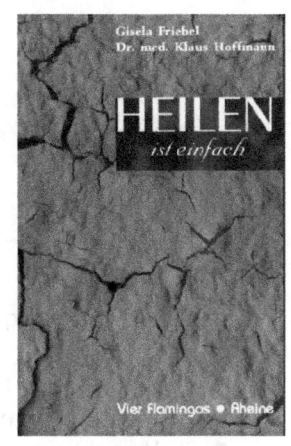

Die heilende Wirkung von bestimmten Erdarten ist dem Menschen schon seit Jahrtausenden bekannt. Noch im antiken Griechenland war das Wissen über die heilende Erde medizinisches Allgemeinwissen, man kannte sogar mehrere unterschiedliche Arten der Heilerde, die zu verschiedenen Zwecken Verwendung fanden. Heute ist der Gebrauch von Heilerde in der Medizin bestenfalls noch bei den wenigen Naturvölkern unseres Planeten Bestandteil der Volksmedizin.Das Buch „Heilen ist einfach" bietet Medizin, die auf das Ursprüngliche und im wahrsten Sinne Einfache reduziert wird. Heilung auf die einfachste und kostengünstigste Weise, wie es die Natur und unsere Vorfahren vorgemacht haben.
ISBN 978-3-928306-00-3
172 Seiten Softcover,
7,50 Euro

4FLAMINGOS
Nahrungsergänzungsmittel

Unsere Nahrungsergänzungmsittel erfüllen die folgenden Voraussetzungen:

- Bestmögliche Qualität
- Höchstmögliche Bioverfügbarkeit
- Verzicht auf alle handelsüblichen, aber überflüssigen und z.T. gesundheitlich bedenklichen Zusatzstoffe wie Zucker, Geschmacksverstärker, Säuerungsmittel, Farbstoffe usw.
- Dadurch bestmögliche Verträglichkkeit auch für Allergiker

Acerola Spezial ist ein gesundheitsförderndes Lebensmittel, frei von synthetischen Geschmacksstoffen und empfehlenswert als Nahrungsergänzung in Phasen erhöhten Vitamin C-Bedarfs, insbesondere bei Frühjahrsmüdigkeit, Wetterfühligkeit, Streß und allgemeinen körperlichen Belastungen. Acerola Spezial enthält ausschließlich natürliches Vitamin C aus der Acerola - Kirsche.

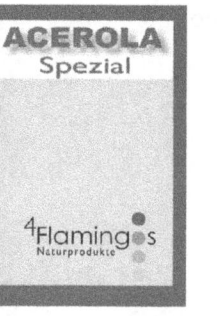

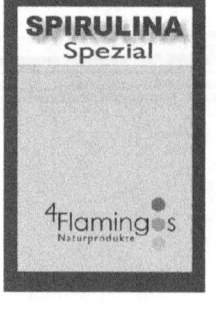

Spirulina Spezial stellt als basisches Ernährungskonzentrat ein wichtiges Nahrungsergänzungsmittel dar. Spirulina Spezial ist ein einzigartiges pflanzliches, leicht verdauliches Lebensmittel mit einer idealen Kombination wichtiger Nähr- und Vitalstoffe. Seine Besonderheiten sind u. a. der sehr hohe Anteil an allen essentiellen Aminosäuren, Vitamin A, allen B-Vitaminen und Eisen und der höchste pH- Wert aller Nahrungsmittel.

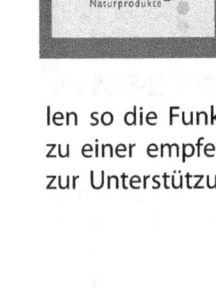

Yucca Spezial ist eine natürliche Nahrungsergänzung aus der schonend aufbereiteten Wurzel der Yuccapflanze, einem Agavengewächs aus den Wüstenregionen des Südwestens der USA und Mexiko. Schon seit Jahrhunderten nutzen die amerikanischen Urein-wohner die Pflanze nicht zuletzt wegen ihrer reinigenden und entschlackenden Eigenschaften. **Yucca Spezial** enthält die bitter schmecken-den Naturstoff, die so genannten Saponine; und ist zudem reich an Ballaststoffen. Saponine fördern die Verbindung (Emulgati-on) von Fetten und Wasser und erfüllen so die Funktion einer biologischen Seife. Das macht **Yucca Spezial** zu einer empfehlenswerten Nahrungsergänzung zur Entschlackung und zur Unterstützung von Fastenkuren

MuschelFit Ocean Power Tabs bestehen zu 60% aus dem Pulver der gefriergetrockneten GREEN-SHELL® Muschel, die sich besonders durch einen ungewöhnlich hohen Gehalt an GAGs (Glycosaminoglykane, besondere Mukopolisaccharide) auszeichnet. GAGs sind ein wichtiger Bestandteil der Gelenkschmiere.

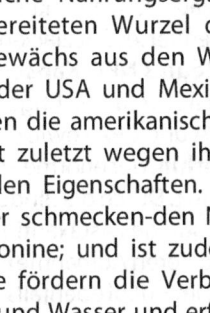

Durch die Zufuhr als Nahrungsergänzung helfen sie, die gesunde Ernährung des Körpers zu unterstützen und den Transport der Nährstoffe für die Knorpelzellen zu fördern.

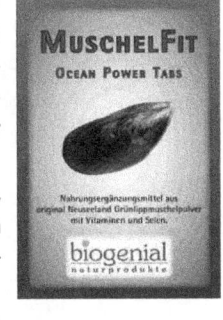

Die Bildung von festen Stützgeweben (z. B. Gelenkknorpel, Augenlinse) ist ohne GAGs nicht möglich. Als wesentlicher Bestandteil des Bindegewebes bilden GAGs darüber hinaus auch noch lockere, wasserreiche Bindegewebsstrukturen. Diese wiederum gewährleisten die angemessene Nährstoffversorgung und Entsorgung der Stoffwechselprodukte durch Verteilung der Substanzen. Daher ist es wichtig den Körper für die Erhaltung seiner optimalen Funktionstüchtigkeit regelmäßig über die Nahrung mit GAG-haltigen Lebensmitteln zu versorgen.

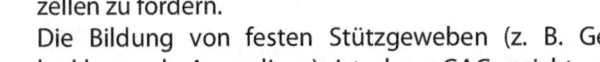

Die aus dem antarktischen Krill durch ein patentiertes Spezialverfahren gewonnenen **Omega 3 NKO Kapseln** sind eine exzellente Quelle für die wichtigen Omega-3 Fettsäuren **DHA** und **EPA** sowie den roten Farbstoff **Astaxanthin**, der enorme antioxidative Eigenschaften besitzt. Durch die Bindung der Omega-3 Fettsäuren und des Astaxanthins an **Phospholipide** wird deren Aufnahme im Organismus begünstigt. Das im Krillöl ebenfalls enthaltene **Phosphatidylcholin** liefert darüber hinaus Cholin, einen wesentlichen Baustein der Botenstoffe in unserem Gehirn.

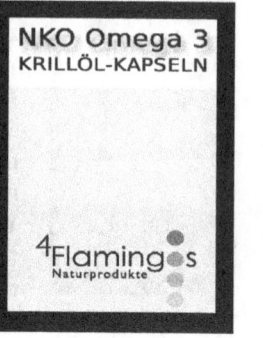

Der Krill ist ein Kleinkrebs, der sich von Phytoplankton ernährt. Krills zählen zu den garnelenartigen Organismen der Ordnung Euphausiacea (Leuchtkrebse) und sind Teil des sog. Zooplanktons. Ihre Position am Anfang der Nahrungskette minimiert das Risiko der Verunreinigung mit gefährlichen Schadstoffen.

Für detaillierte Informationen fordern sie bitte unser Gesamtprogramm an oder rufen Sie uns einfach an

Münsterstr. 86
D-48431 Rheine
Tel: 05971/13015 + 16
Fax: 05971/13017
E-Mail: info@4flamingos.de
http://www.4flamingos.de